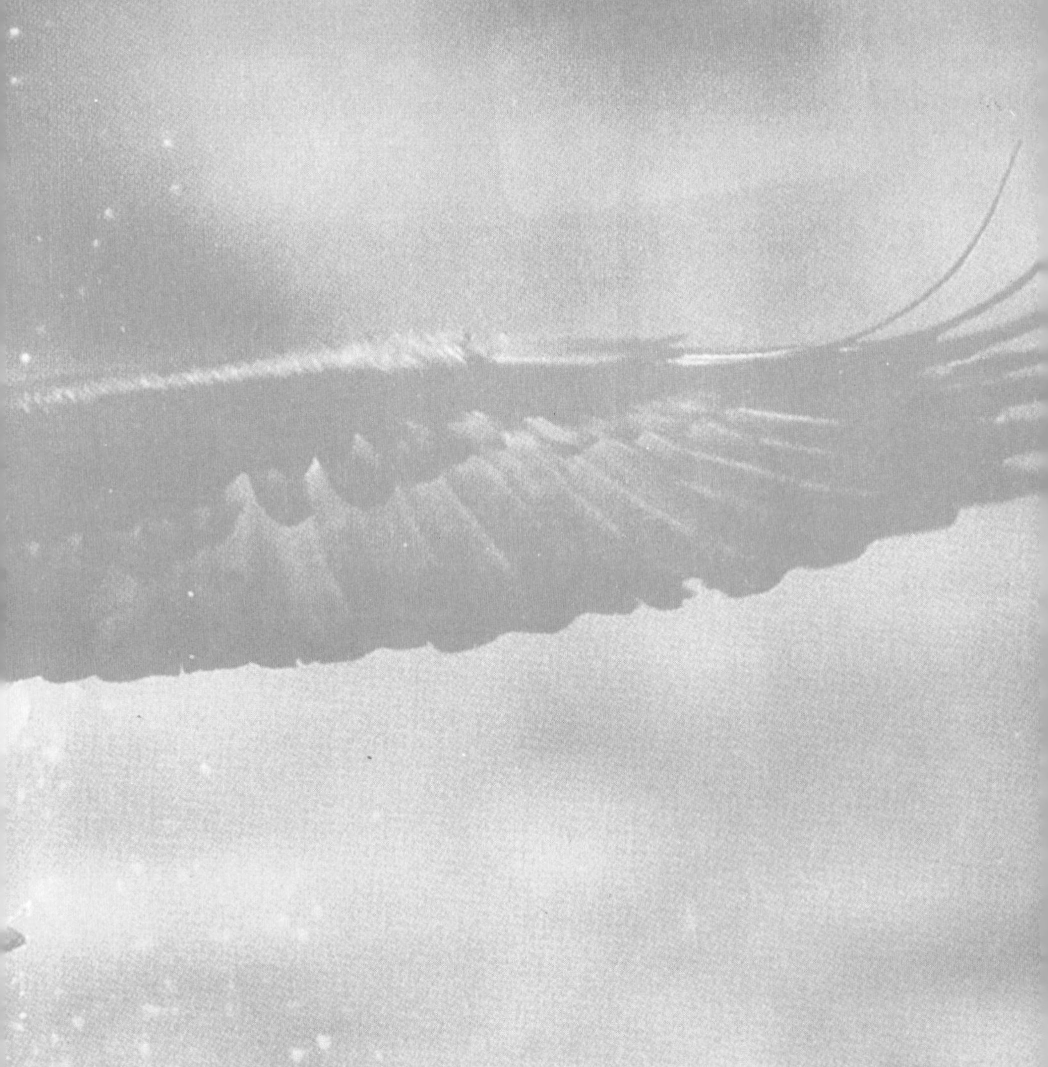

大展好書 好書大展

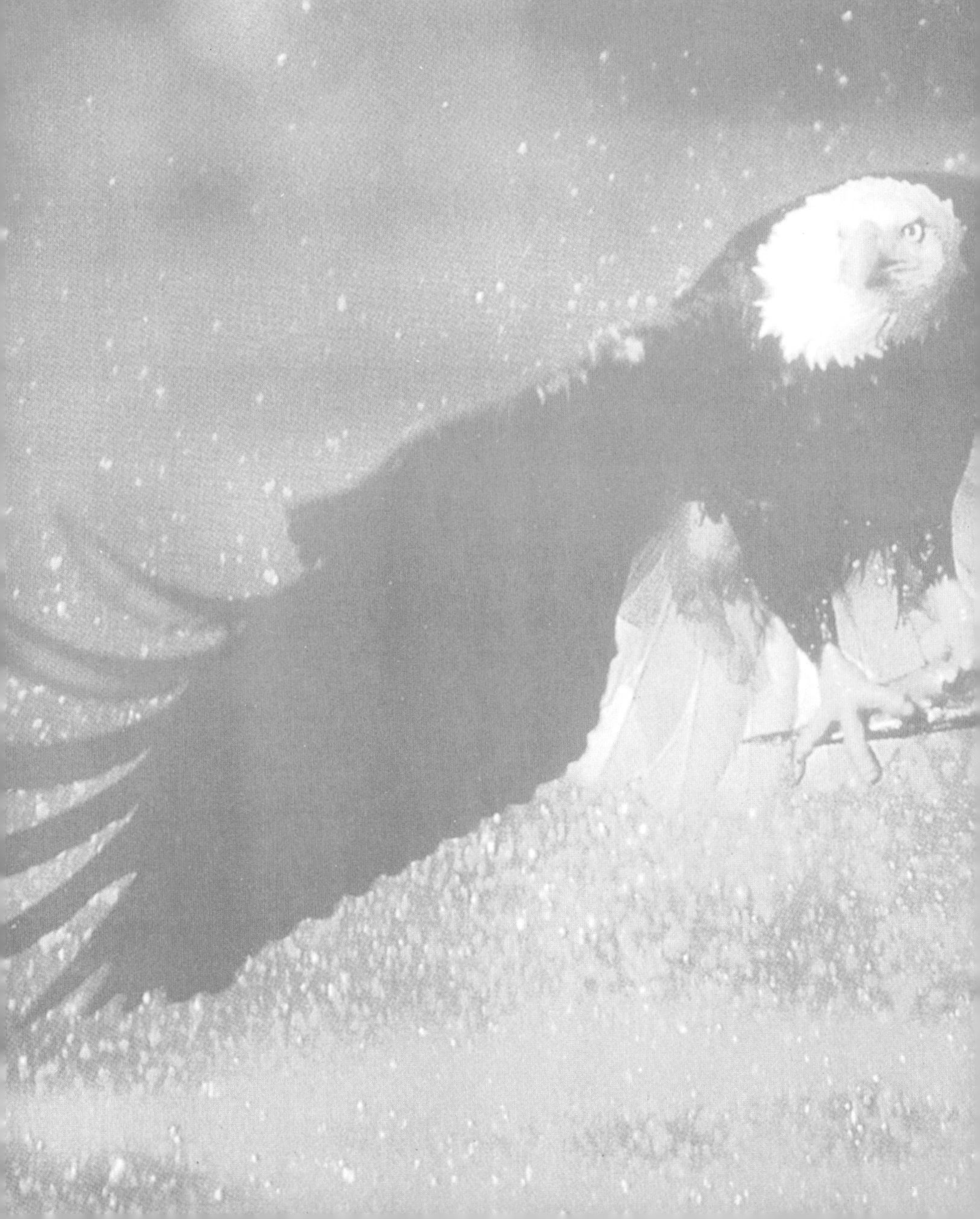

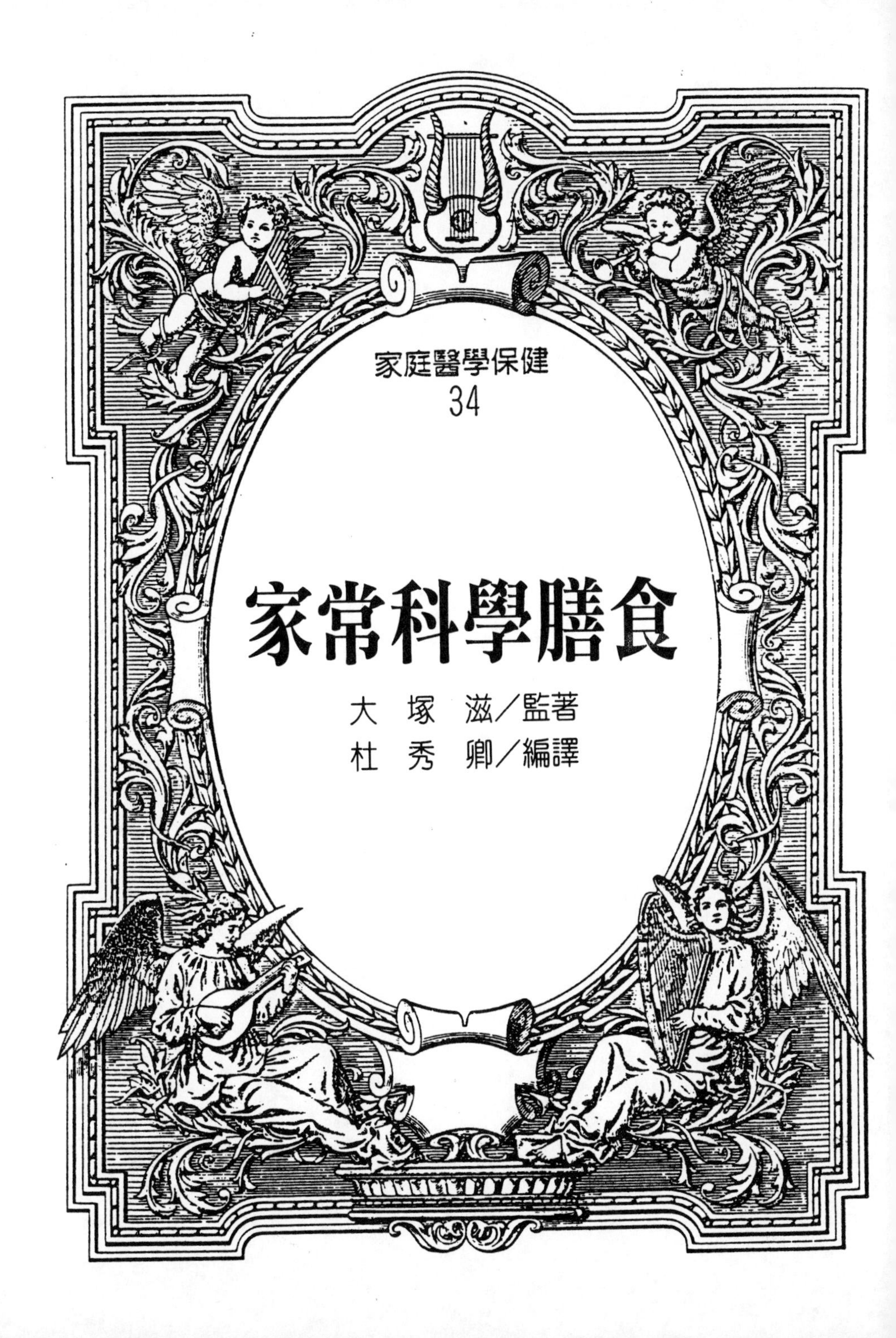

家庭醫學保健
34

家常科學膳食

大 塚 滋／監著
杜 秀 卿／編譯

前　言

本書是前著『當成藥的蔬菜、水果』的姐妹書，將所有的食品大致地介紹。

本書主要是介紹穀物、豆類、肉類、牛奶、蛋類、魚貝類等，包含了碳水化合物（澱粉）、蛋白質、油脂的「三大營養素」。這些食品是人類成長、活動及獲得健康的主要「原料」。不過，這些食品一旦攝取過剩，就會導致肥胖、成人病而受到議論。因此，對於這些必要的食品群，必須擁有正確的知識。

另一方面，這些食品中含有維他命、礦物質等微量營養素，所以也是具有生理、藥理方面的效果。例如蛋白質，會因為質的差異、油脂飽和度及化學構造的差異，而對健康具有正反兩面的影響，過與不足都會造成負面的效果。

此外，海藻類、飲料、調味料等，可以當成嗜好品少量使用，這些食品也具有生理方面的效果。

本書所介紹的食品具有藥效，但並不表示它就是藥物，而是包含中國自古以來傳承下來的「藥食同源」的思想，認為食物與健康有密切的關連。歐洲方面，古希臘也有類似的想法。漢方與民間療法的思想，也因為近代醫學與藥學的成立而更受人信賴。正如前著所言，雖然這些思想的理論根據不同，但卻能夠以現代科學的情報加以說明。

本書並未著重於這一方面的說明，乃是介紹各種食物的民間療法與傳承，這是比較公平、懇切的作法。

此外，本書也有專欄介紹，強調特定的藥效。如果能夠詳加閱讀，並且採取正確的吃法，必能對健康有所幫助。

飲食生活是創造健康的重大要素,此外,也要擁有規律正常的生活、適度的運動，注意整體的生活形態。希望讀者藉由閱讀本書，能夠修正生活態度，創造健康的身體。

雖然國人的飲食生活，在世界各國中堪稱理想，不過，因地區與年齡的不同，也有不平衡的部分。營養素的缺乏及追求歐美形態的飲食生

＊＊＊＊＊＊＊＊＊＊＊＊＊＊＊＊＊＊＊＊＊＊＊＊＊＊＊＊＊＊

活，對健康造成不良的影響。

此外，過分追求美食，一味享受嗜好而忽略經濟，飲食生活失調，也是一大問題。因此，需要「經過思考再吃」，願本書能提供給你「思考」的資料。

大塚　滋

＊＊＊＊＊＊＊＊＊＊＊＊＊＊＊＊＊＊＊＊＊＊＊＊＊＊＊＊＊＊

本書的注意點

　本書所介紹的食品效果屬於一般性，但是也會依個人的體質、症狀的不同而產生差異。同時，本書中所介紹的民間療法，有的是醫學上尚未闡明的。

　總之，是否適合自己，要慎重判斷。

　尤其是目前體調不良者或正在接受疾病治療的人，則必須要和醫師商量之後再使用。

目錄

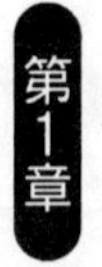

第1章 當成藥物的穀物

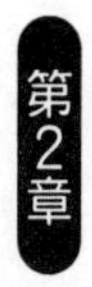

第2章 當作藥物的豆和堅果

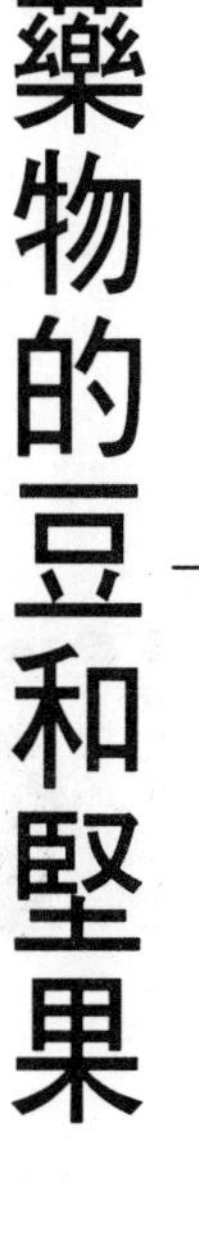

第3章

當成藥物的肉、蛋和牛奶

第4章

當成藥物的魚貝類

第5章

當成藥物的調味料和加工食品

食譜

第6章

當成藥物的海藻類和山野草

第1章

當成藥物的穀物

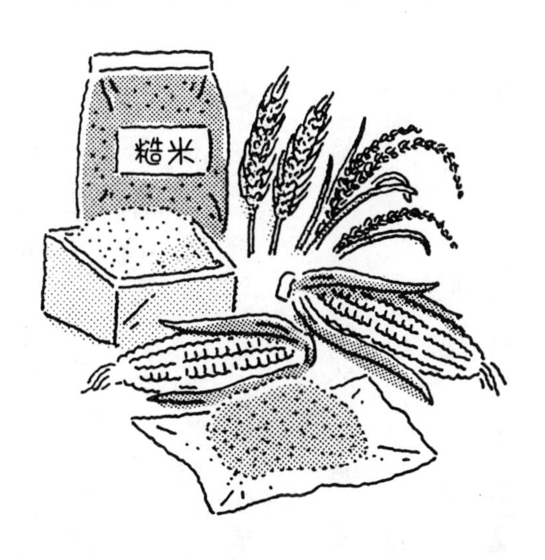

稻的生命在胚芽與米糠，
含有營養豐富的高品質能量。

糙米

藥效

腳氣／便秘／防止肥胖／防止老化
安定神經／恢復體力

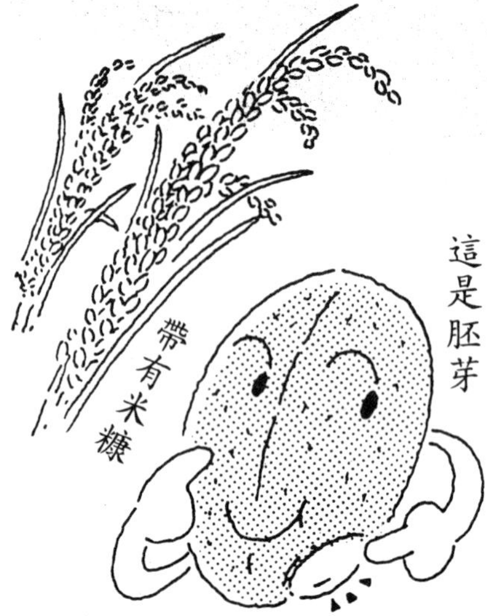

●米從彌生時代開始精白

米為禾本科的稻，是高品質的食品。原產地廣泛地分布於東南亞、印度等地，這些地區的國家以及中國、韓國、日本都以米為主食。

日本古來即栽培稻子，從彌生時代的遺跡中，發現當時已經將米予成精白了。

稻子去殼而存在米糠狀態的米，稱為糙米。糙米再經過精白，就成為精白米，也就是我們平常所吃的白米。

●糙米的胚芽及米糠層中集中微量營養成分

糙米的外側為米糠層所包住，內部有胚乳（白米的部分）與胚芽。糙米經過精白成為白米。在精白處理的過程中，去除胚芽及米糠層，剩下胚乳的部分。正如胚芽的文字所示，這是芽長出來的地方，富含養分。而我們所吃的白米，乃是去除這些養分的部分。

俗話說糙米是「生的米」，白米是「死的米」，在於胚芽的有無。將白米與糙米同時加水，觀察二～三天，則白米沒有變化，糙米卻會長出芽來。可以說，稻子的生命之源就在於胚芽。

●問題是糙米不易消化

既然糙米是「生的米」，又為何要麻煩地將它精白成為白米呢？主要在於它不易下嚥。糙米的外側有米糠層，保護內部的胚乳。這個米糠層會防止水分滲入，甚至耐酸鹼，即使胃液也難將其消化。

不過，這種難以消化的糙米，也有容易消化與食用的方法。就營養觀點而言，糙米是備受矚目的食品。

●在煮之前先蒸過使其變軟

糙米食可以創造健康，但是因為不易煮軟，故難以被大家接受。

如果和白米一樣地用電鍋煮，則會因為太硬而導致消化不良。如果延長炊煮時間，又會減少維他命類。因此，最簡單的方法就是使用壓力鍋。其實即使用電鍋，只要下點工夫，也可以煮出美味的糙米飯來。

但是，在煮之前，需下點工夫使其變軟。浸泡一夜（冬天時可泡個一天），將泡過水的糙米放入蒸鍋中蒸半小時，變軟之後，再放入電鍋內煮，如此即可煮出鬆軟、香噴噴的糙米飯來。

如果覺得用蒸鍋蒸太麻煩，可利用電鍋煮兩次。這時水需加多一些。兩杯糙米加三杯的水。這樣煮出來的糙米飯，即使吃慣白米的人也會喜歡。

●作成米粉糰或糙米麩也是一種方法

因為腸胃弱而唯恐糙米食會造成下痢，或是孩子不喜歡吃糙米時，則可以利用這種吃法。將糙米磨成粉，製作出米粉糰來，容易消化，味道可口。

將糙米洗過，放入果汁機內打成粉，加入熱水，搓揉成小湯圓，放入蒸鍋內蒸即可。糙米湯圓可以撒上黃豆粉或沾醬油，包入紅豆餡來吃。

另外，糙米製成糊狀來吃，也是一種方法。用果汁機將糙米打成粉，再放入鍋中乾炒，然後加入熱水、牛奶，煮片刻後調成糊狀，加入砂糖、淋上牛奶來吃。有如燕麥粥一般，深受孩子們的喜愛。

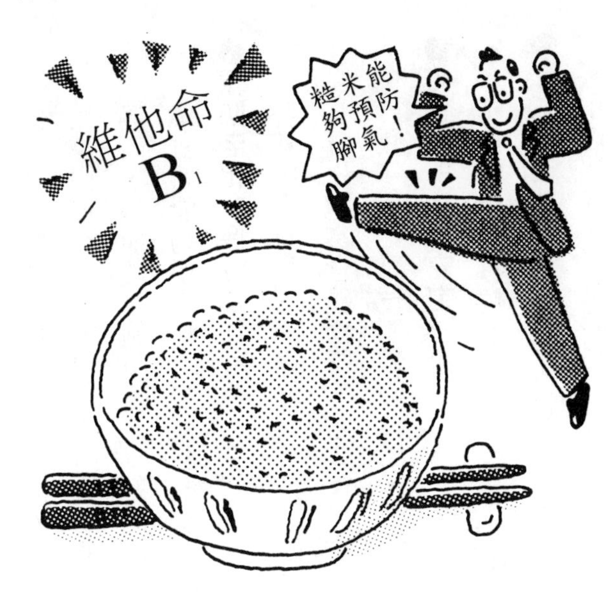

●糙米能夠預防腳氣病

糙米的胚芽與米糠層中除了含有碳水化合物以外，也含有脂肪、蛋白質、食物纖維、維他命類、菸酸、泛酸、磷及各種礦物質、酵素類。尤其富含維他命 B_1。大家都知道，一旦維他命 B_1 不足，就會罹患腳氣病。

這種疾病於日本江戶時代普遍發生。江戶時代的農民吃雜糧，但是孩子們吃白米，而成為一大問題。

不僅是日本，以白米為主食的地區，也經常發生這種疾病。例如，中國與印度的古文獻中，就有白米與腳氣病之關係的記載。

因此，只要高明地利用含有維他命

B_1的胚芽與米糖層，亦即有技巧地使用糙米，就可以遠離腳氣病了。

●豐富的纖維質治癒便秘與肥胖

除了含有維他命B_1之外，纖維質的含量也為白米的三倍。纖維質不易被胃所消化，到達腸以後，能夠促進腸內的運動，因此，糙米對於治療便秘有效。

同時，也能產生飽腹感，而不會吃得太多，適合肥胖者使用。

纖維質能夠促使腸內的有害物質排出，具有預防癌症與成人病的效果。

●預防老化，保持頭髮烏黑

胚芽中含有豐富的維他命E。維他命E能夠保護紅血球，具有防止老化的效果。

另外，也富含礦物質，尤其含有多量的硒。硒對頭髮黑色素成分的生成具有重大的作用，能夠維持頭髮的烏黑、亮麗。

●維他命B_6能夠安定神經

精白米中含有較少的維他命B_6與鎂，容易導致維他命B_6的不足，如此一來，就不容易合成具有抑制作用的γ‧酪氨酸這種神經傳達物質。根據動物實驗顯示，容易引起焦躁、異常興奮，對於聲音有過剩反應的症狀。

經常吃糙米，就能夠降低精神的不安，維持安定的神經狀態。

●糙米濃湯有助於恢復體力

熱量與白米大致相同，但維他命類、鈣、磷等含量多於白米，是補充精力、提升持久力的食品，為高品質的能源。

以前的人會利用糙米濃湯來補充體力，使病體早日復原。在感冒或臥病在床時，可以嘗試糙米濃湯的效果。

◆增強精力、恢復體力

糙米濃湯的作法

①、三大匙糙米放在鍋中炒成咖啡色（如果嫌每次炒很麻煩，可以一次大量炒來備用，存放於罐中，以免濕氣進入）。

②、炒過的糙米中放三杯水及些許的鹽於鍋中加熱，利用弱火來煮。體力較差的病人，食用較稀的粥。如果是健康體，則可以減少水分，煮成濃稠狀。

③、鍋子加蓋煮二個小時。待全體呈濃稠狀之後再熄火。

★最後用紗布過濾，可依自己的喜好加醬油、梅乾或柴魚屑。

下點工夫積極攝取維他命食品。

米糠

藥效 腳氣病／防止老化／美肌

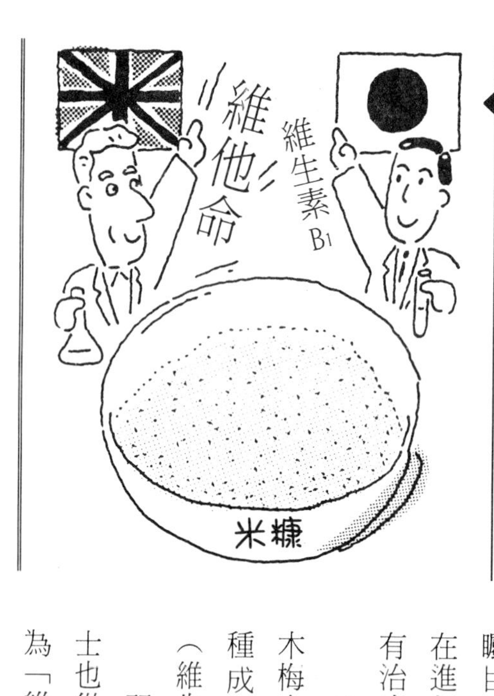

●米糠的營養價值自古以來即備受矚目

糙米經過精白之後，外側的皮及胚芽被去除。最外皮與胚芽就是所謂的米糠。

米糠的營養價值，自古以來就備受矚目。一八九七年，荷蘭的艾克曼教授在進行熱帶病的調查時，發現米糠中具有治療腳氣病的成分。

其後，到了一九一〇年，日本的鈴木梅太郎博士成功地從米糠中抽取出某種成分，博士將其命名為「Oryzanin（維生素B1的商品名）」。

翌年的一九一一年，英國的芬克博士也從米糠中萃取出相同的成分，命名為「維他命」，從此這個名稱廣泛地應用於世界各地。

雖然鈴木梅太郎博士較早發現，但遺憾的是，他只發現米糠內含有維他命。

●可以簡單地混入味噌湯、咖哩、餅乾中來食用

有些人對於米糠會產生排斥感。這時可將新鮮的米糠炒過，加入味噌湯中。如此即可每天簡單地攝取。將二~三大匙的米糠混入味噌湯中。也可以混入濃湯或咖哩中來吃。

更簡單的方法是，將炒過的米糠加在飯上來吃。炒過的米糠很香，而且美味。此外，也可以作成餅乾、蛋糕或蜂蜜蛋糕來食用。

如此即可捨棄「米糠是難吃的東西」的偏見，而且藉此能夠攝取到足夠的營養。

●米糠醬菜中含有豐富的維他命

米糠可以在四季作成米糠醬菜。只要製作一次，一整年都可享用美味的醬菜。

米糠味噌醬菜不會破壞蔬菜中的維他命C，同時，米糠中所含的維他命B_1也會溶入蔬菜中。另外，米糠味噌中的乳酸菌含有大量的維他命B_1，能夠強化蔬菜的營養價值。

●維他命B_1對腳氣病有效

米糠中含有三五％的碳水化合物，二一％的脂肪，以及一二％的蛋白質。

其受到重視的原因，是因為含有維他命B_1、B_2、E尤其是維他命B_1的含量極多。米糠能夠奏效，可以說是維他命B_1發揮功用所致。

腳氣病被認為是過去的疾病，不過，最近的年輕人較多偏食與外食，所以腳氣症候群的流行開始成為問題。這是維他命B_1不足所致，只要充分攝取米糠，就能夠治癒。

另外，其中所含的維他命E及豐富的纖維，各種礦物質，能夠防止老化，這些成分幾乎都是維他命藥物的原料。經常在外用餐的人，容易導致纖維質不足、高脂肪、高熱量，因此，要積極地攝取這些食品。

●米糠的油脂能夠創造細嫩的肌膚

米糠含有豐富的油脂，可以當成米糠油的原料。古時候的女性，即利用這種油分來保持肌膚的美麗。同時，也會將米糠放入袋中用來洗澡或洗臉。

具有洗淨作用，不必擔心皮膚粗糙，反而能夠創造白皙美麗的肌膚。

最近，也流行利用米糠來清洗餐具，因為米糠的油脂能夠保護手的表面，防止手的粗糙，同時也能避免過度使用清潔劑。

像這樣，米糠的外用效果也是不容忽視的。

◆花點工夫製作米糠食

米糠蜂蜜蛋糕的作法

①、麵粉二大匙、發粉一小匙混合過濾，再混入五大匙的米糠。

②、大碗中放入三個蛋黃、五大匙砂糖，攪拌成白色的奶油狀。

③、將①加入②的大碗中，充分混合，如果感覺太硬，可以加入一些牛奶。

④、將三個分量的蛋白打成泡沫，再混入③中攪拌。

⑤、將④的混合物倒入烤盤中，用烤箱一八〇度的溫度置於中段烤二十五～三十分鐘。再用竹籤插入蛋糕的中央。如果沒有粘著感，則表示完成。

胚芽米

好煮、好吃、營養豐富的劃時代的米。

藥效

腳氣病／防止老化

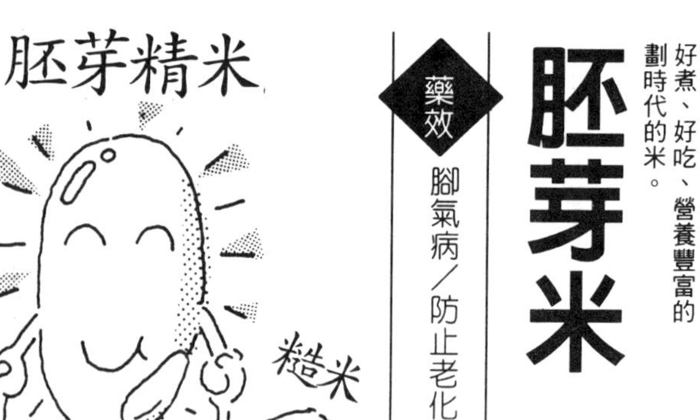

●存在胚芽、易消化的胚芽米

稻子的葉或根，都是從胚芽的部分開始生長。總之，胚芽是稻子的生命之源。這個部分充斥豐富的營養。

糙米有胚芽，但是外皮包著米糠，所以不易消化，煮飯時需要花點工夫。另一方面，白米雖然易消化、好吃，卻是捨棄糙米養分的狀態。

像這樣，改良白米、糙米的短處而取其長處的，就是胚芽米。

胚芽米的開發，是一九二七年東京大學島薗教授的想法。進入一九六五年代以後，有更多的研究者著手於胚芽米的研發。經過改良而產生的胚芽米具有胚芽的養分，而且也和白米一樣地容易

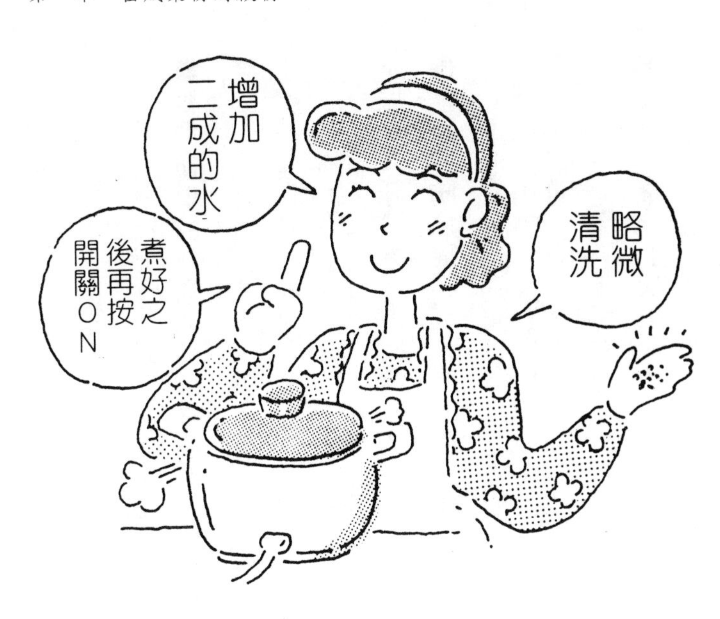

消化，是劃時代的產物。

●無法長期保存，宜少量購買

胚芽米是利用專用的碾米機將糙米碾過，再利用研磨機去除糙米的外皮。

一九七七年，日本的糧食廳決定了胚芽米的規格。亦即要殘留八〇%的胚芽（一百粒中有八十粒殘留胚芽），而且是一百g中要殘留二g的胚芽，形狀必須顯而易見，同時要去除米糠。

與精白米不同的是，胚芽米殘留胚芽，因此不易保存。冬天只能夠保存一個月，夏天則為半個月。因此，不要一次大量購買。開封後，必須封口保存。

洗米時，不要像白米一樣一直地搓洗，否則會洗去胚芽的部分。只要將表面的灰塵洗除即可。所以，胚芽米比白米的吸水性較差。炊煮時，所放的水要多一些。水量比白米的情況多出二成。儘量在煮之前浸泡二個小時。

煮好後，按下開關，再煮五分鐘，如此才能夠煮出香噴噴的胚芽米飯來。

●維他命 B_1 的效果能夠改善疲勞、全身無力

胚芽米除了含有脂質、纖維等之外，也含有鈣、磷等營養素。尤其富含維他命 B_1 與維他命E。維他命 B_1 的含量為白米的二‧五倍，E則為白米的十倍以上。

維他命 B_1 如前所述，能夠治療腳氣病，因此，能夠改善疲勞、全身無力、食慾不振、浮腫等腳氣方面的症狀。

●能夠預防癌症與成人病的維他命E

維他命E是「防止老化的維他命」，也是「恢復青春的維他命」，能夠抑制過氧化脂質的生成，故能夠防止老化。

隨著過氧化脂質的增加，血管會老化，造成動脈硬化。然而，維他命E能夠抑制這種過氧化脂質的生成，對於動脈硬化所造成的成人病與老化具有防止效果。

此外，維他命E也具有抑制致癌物質生成的效用。擔心罹患癌症或成人病的中老年人，甚至年輕人，都會下意識地積極攝取這種維他命。

最近受人矚目的穀類是擔心肥胖的人的主食。

麥（大麥）

藥效
便秘／動脈硬化／心臟病／腳氣病／糖尿病／預防肥胖／

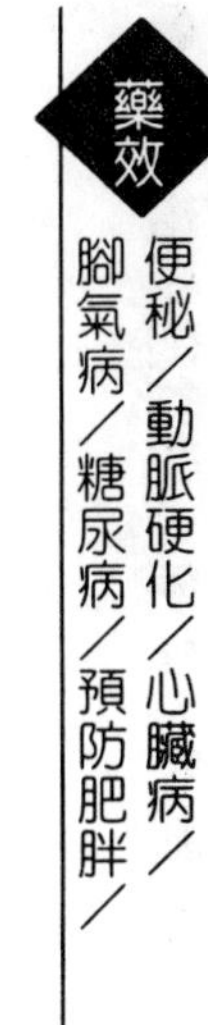

大麥的營養豐富
食物纖維
鈣
維他命B1
礦物質

●古人就已經吃麥了

和米一樣，自古以來人類也栽培麥。米是亞熱帶地區較多的產物，而麥則是溫帶地區的植物。

有此一說，那就是人類在六千年前就已經開始吃大麥。根據文獻的記載，羅馬的鬥士為了增強體力而吃大麥。

國內也以米為主食，大麥被冷落。戰前很多人吃麥飯，因此，吃麥飯與貧窮似乎被聯想在一起。不過，最近麥飯突然受到人們的重視，味道與柔軟度和米大致相同，而且營養價值還凌駕於白米之上。

●由少量開始就能夠輕易接受

市面上販賣的大多是圓麥或麥片。

圓麥是精白的麥，麥片是圓麥蒸軟後壓平乾燥的麥。兩者都可以製作麥飯。一般都是與白米混合炊煮。

如果無法接受麥子，最初可以少量與白米混合炊煮，量為米的一～二成，這種吃法不會產生抵抗感。採用這種混煮方法的人逐漸增加了。

●麥子的微量營養集中在兜襠

看看麥子的中央部分，會發現有一條如兜襠的黑線。此處含有維他命B1、B2、礦物質、鈣、纖維等。

這個黑色部分，和米糠不同的是，再如何地加以精白也無法去除。因此，可以完完全全地攝取到麥中所含的營養成分。如果去除麥片上的黑色部分，就會喪失營養。

●食物纖維能夠改善便秘、動脈硬化、心臟病

麥中所含的食物纖維能夠刺激腸，促使排便通暢，能夠抑制腸內致癌物質的發生。當然，對便秘也有效。嚴重的便秘症患者，最好改用麥食。

同時，食物纖維能夠降低血中的膽固醇，治療動脈硬化、心臟病，巴基斯坦的國民稱大麥為「心臟的藥」。

●預防腳氣病，使腦部活性化

麥子中含有大量的維他命B_1與B_2。

維他命B_1能夠改善腳氣病，這是眾所周知的。因此，不要只吃白米，偶而也要混合大麥一起吃，藉此能夠預防腳氣病。

前面提過，日本江戶時代有很多人因為罹患腳氣病而苦惱，直到明治時代，軍醫總監高木兼寬才發現腳氣病的原因。

高木兼寬發現江戶時代的人只吃白米，而白米中不含維他命B_1，於是考慮到充分地補充維他命B_1，而開始讓海軍改吃麥飯，結果腳氣病患者大幅地減少。

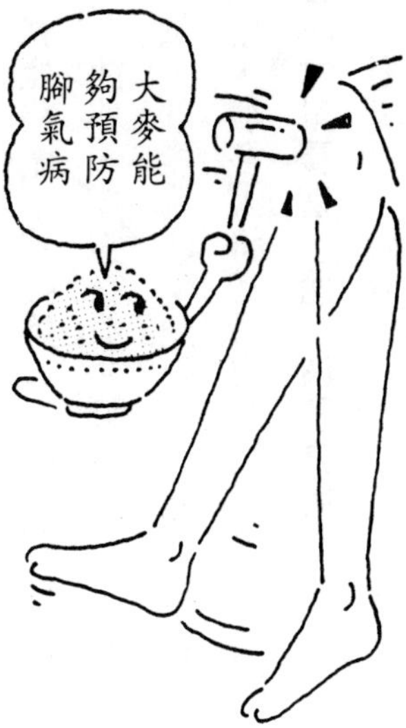

此外，維他命B_1能夠促進葡萄糖的代謝，一旦這種代謝不足，能量就無法進入腦，使得腦部無法發揮作用。因此，經常用腦的人士，最好以富含維他命B_1的麥飯來取代白米。

●是受人注意的糖尿病食與減肥食

麥飯中含有豐富的礦物質，食用少

量就能夠產生飽腹感，對於有飲食限制的糖尿病患者而言，是極佳的食物。

此外，麥飯必須多咀嚼幾次，才能夠品嚐到其中的美味。換言之，花時間食用少量，就能夠產生飽腹感，能夠防止肥胖，達到減肥的效果。最近，麥的營養備受矚目，很多人將其當成減肥食經常食用。

●鈣含量豐富，適合孩子食用

麥飯比白米不易入口，但是這種想法也因人而異。

麥飯的消化吸收率較差，但是因為要多花時間咀嚼，因此會產生較多的唾液，以利消化。另外，鈣含量為白米的四倍，所以適合成長期的孩子多加食用。

同時，仔細咀嚼，對於下顎及牙齒的健康也有所幫助。除了大人之外，也是適合小孩的食物。

●積極地攝取麥湯、麥茶

有很多人都飲用麥湯和冷麥茶。夏天時也可以飲用溫熱的麥茶。

冷飲果汁等含有大量糖分，如果飲用過量會消耗體內的維他命B群，導致食慾不振。麥湯卻沒有這些缺點。麥湯無熱量，而且溫熱的麥湯也不會使腸胃冰冷，能夠緩和乾渴感。是酷暑時的最佳飲料。

冰冷的麥茶也非常美味，但是還是溫熱的麥湯較好，請盡可能飲用麥湯。麥湯不像煎茶和咖啡一般，具有興奮性與刺激性，適合小孩和病人安心飲用。

在家中可以簡單製作麥湯，用平底鍋把麥子炒香再煎煮即可。

◆滋養強壯的精力飲食

麥飯的作法

①、一・五杯的米浸泡在水中一個小時。

②、麥片二分之一杯放在竹簍中，快速地清洗。

③、混合米和麥片，加入二・五杯水。放入電鍋中，猶如煮白米飯一樣地煮。

④、一杯高湯、薄鹽醬油二分之一大匙，少許鹽和米酒煮沸以後備用。

⑤、一個山芋用擦菜板磨碎，加入少許④的醬汁，調成醬汁糊。

⑥、將麥飯盛到大碗中，再淋上⑤的醬汁糊。也可以加入碎海苔、蔥花或鵪鶉蛋。

薏米

自古以來就具有美肌效果，現在也用來治療皮膚病。

藥效　疣／黑斑／美肌／水腫／預防癌強壯／恢復體力／風濕／神經痛

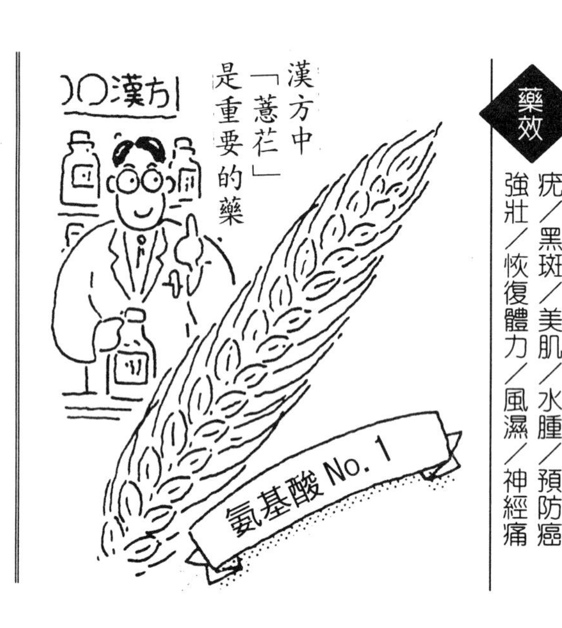

●收穫豐盛且具有旺盛生命力的穀物

原產於熱帶與亞熱帶地方，喜歡生長在濕氣地帶的薏米，是生命力旺盛的植物。九世紀初，由日本的弘法大師從中國引進。

春種秋收與稻同。其果實似麥，呈鳩形。在日本稱之為鳩麥。

收穫量為米的四～五倍，甚至高達十倍，收穫豐盛為其特徵。戰時，日本獎勵栽培。

●煮薏米比炊煮麥飯時需要多加水

只有少數人吃薏米，很可能是不知道薏米的煮法。

這就像不熟悉麥飯的煮法一樣。煮薏米和煮白米是不一樣的。不過只要熟悉，自然就不會覺得麻煩了。

炊煮的秘訣在於使其充分吸水，夏天時泡一天，冬天時泡二天。接著有如炊煮白米來煮即可，水量要多為重點。薏米一杯對水二・五杯是最適當的。

煮米要花時間，一次煮幾天分來冷凍保存，是合理的作法。無法習慣薏米的味道的人，混合薏米和麥來煮，吃起來就不會有抵抗感。

●也可以煮成稀飯或湯

除了可以煮成飯以外，薏米還有其他的料理方法。

薏米也可以煮成粥，適合病人食用。把薏米放入果汁機中打碎，能夠很快地煮軟。一杯薏米用五杯水，以弱火來煮。在這同時，不斷加水直到煮軟為止。

可以用壓力鍋來煮薏米湯。一旦沸騰以後，用弱火煮二十五分鐘左右，使其自然冷卻即可。最後可以加入洋蔥或紅蘿蔔，再加鹽和胡椒來調味。

●穀類中含有最多的蛋白質

其特徵為含有豐富的蛋白質和脂質，尤其蛋白質的含量為穀物中最多的。

其蛋白質為糙米的二倍，脂質約一・八倍，鐵分約二倍。除此之外，也含有鈣質、維他命B_1、B_2等，營養價極高。

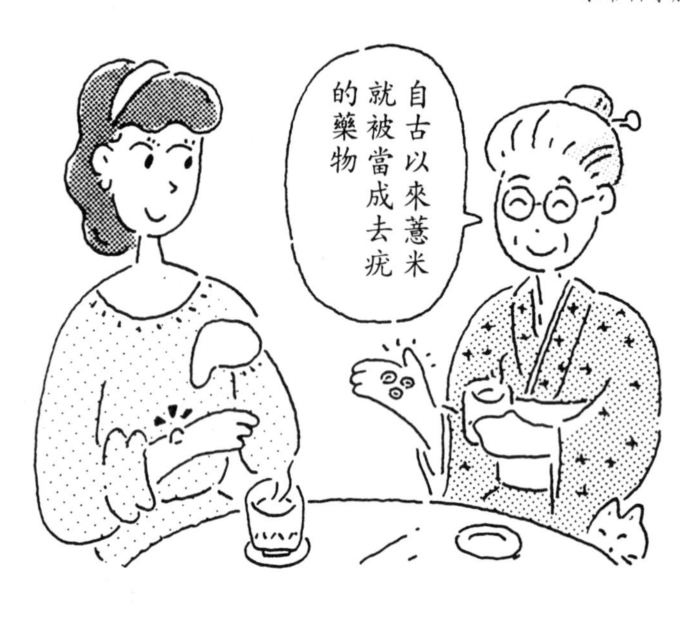

●被當作漢方藥，是去除疣和黑斑的特效藥

自古以來，和米、麥、小米、稗子一樣，都是常為人食用的穀物。藥效特別引人矚目，常被當成漢方藥，是具有藥效的穀物。

在漢方藥中，薏米被稱為「薏仁」。自古以來是去除疣的特效藥。煎煮飲用數個月，便能夠把身上的疣去除乾淨。直接把搗碎的薏仁擦在肌膚上，會非常有效。

很早以前，薏仁的效果便為大家所知道。明治時代的醫學者成功地利用薏仁去除疣，現代人也利用薏仁來治療皮膚疾病。對於黑斑、腫疱、老人斑等也非常有效，能夠美肌，是女性的美容食。

●具有預防水腫和癌症的作用

薏米具有利尿作用，在醫學上已經獲得證實。腎臟病所引起的水腫，能夠利用薏米來治療。薏米能排出體內的老廢物，也能夠淨血。

薏米也含有鍺，鍺能夠預防癌細胞的發育，所以薏米具有防癌效果。

●薏米粥、薏米湯具有發揮滋養強壯的效果

薏米含有大量的氨基酸與脂質，是眾所周知的滋養強壯劑。薏米粥和薏米湯可以作為虛弱體質的營養補給，以及病後的體力恢復。

古代的中國書籍中都有這方面的記載。後漢將軍赴任現在的越南時，食用薏米來補充體力。著名的『本草綱目』中，也記載著食用薏米飯有益健康。

●飲用煎汁對於神經痛有卓效，可以當作沐浴劑

對於風濕和神經痛也有效。能經常煎水來喝或煮成薏米湯。薏米加入大約十倍的水，放入袋中煮三～四個小時，接著再把薏米放入煎汁中來飲用。

溫熱的薏米煎汁浸泡於患部，對於慢性風濕和神經痛會產生效用。

◆香美無比，小孩也喜歡

薏米糊的作法（二人份）

①、用平底鍋把去穀的薏米（在超市的健康食品專櫃和自然食品專門店可以買到）炒成焦黃色，再用果汁機或食物調理機打碎。不要打成粉末狀，呈顆粒狀即可。可以使用市售的薏米粉。

②、在鍋中放入一杯薏米、二杯水和少許鹽，接著再放入盛有熱水的鍋子裡，一邊加熱一邊煮二十五～三十分鐘。

③、待攪拌成柔軟稠糊的狀態時，盛入盤中或小碗裡。

④、可以加入少量的牛奶、砂糖和蜂蜜再吃。

★不喜甜食的人也可以用麵的醬汁來調味，加入醬油或醬汁來吃，或加入芥末、海苔粉、梅肉等藥味。

玉米

6～9月為生產時節。具有藥效，富含維他命與食物纖維。

藥效 夏日懶散症／便秘／預防動脈硬化
水腫／膀胱炎／尿道炎／咳嗽

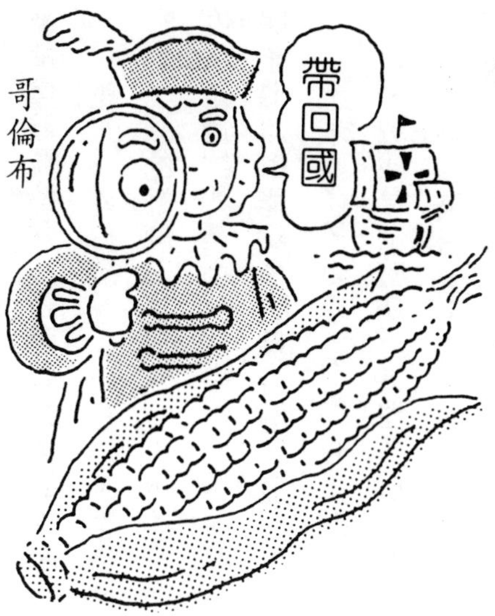

●由哥倫布帶回來的玉米

原是生長於墨西哥、秘魯高地的植物，是高冷地產的良質產物。

五千年前，中南美的印地安人就開始栽培玉米，由哥倫布引進歐洲。十六世紀時，葡萄牙人傳至日本。

當初日本人不太習慣這食物，直到江戶時代仍然見不到有人吃玉米。明治時代才開始有人吃玉米，現在玉米已經是北海道的主要農作物。

玉米的種類繁多，已知的有數千種。人類吃的是甜玉米，可以直接食用。果實可以作成玉米粉，胚芽可以榨成玉米油。

除此以外，用途廣泛。可以當作家

畜的飼料和威士忌的原料、工業用原料。

●選擇顆粒整齊、表面有光澤的玉米

玉米盛產於夏季，自古以來都盛產於六~九月。最近在一年以內都可以收穫。

玉米的鮮度非常重要，盡可能選擇顆粒整齊，表面有光澤的玉米。玉米鬚的鮮度也是選擇的基準。如果鬚毛密而厚，即表示新鮮。

●維他命B_1能夠預防夏日懶散症

玉米盛產於夏季，而酷暑季節容易罹患夏日懶散症，導致食慾不振、全身無力。夏日懶散症是由於缺乏維他命B_1所引起的。

可喜的是玉米中含有豐富的維他命B_1。維他命B_1是國人容易缺乏的營養素。玉米就能夠預防夏日懶散症。

●食物纖維能夠改善通便的情形

玉米中含有豐富的食物纖維，能夠促進腸內的蠕動，改善通便症狀。因此，可以消除便秘，因便秘而感到煩惱的人可以多攝取。只要不是疾病所引起的便秘，都可以吃玉米來改善便秘。

●含有豐富的不飽和脂肪酸，可以預防動脈硬化

玉米含有豐富的植物性良質脂肪（大都由胚芽〈顆粒的根部〉提煉），所以被用來當作食用油的原料。這種脂肪大都是不飽和脂肪酸，能夠消除血液中的膽固醇。為了預防動脈硬化，要多攝取纖維和亞麻仁油酸、二十碳五烯酸（簡稱為ＥＰＡ，不過最近由於英語讀法而改為ＩＰＡ，這種情形已經很常見）等不飽和脂肪酸。玉米含有纖維和亞麻仁油酸。

玉米能夠預防動脈硬化和心肌梗塞等疾病。

●具有強力利尿作用的南蠻毛

一般人都會把玉米鬚丟掉，但是在漢方中「南蠻毛」是很重要的。

令人感到意外的是，南蠻毛含有檸檬酸、葡萄糖、脂肪酸等，以及維他命Ｋ，具有強烈的利尿作用。

乾燥的玉米鬚六十ｇ煎水，一天喝三次可以產生利尿作用，對於急性腎炎和水腫等尤其有效。每天當作茶來喝，對於膀胱炎和尿道炎等也有效。

南蠻毛九十ｇ和柑橘皮十ｇ煎水，每天喝二次，能夠治療咳嗽和去痰。

●玉米心是治療盜汗的藥

和南蠻毛一樣，常丟掉的玉米心其實也有藥效。

剩下的玉米心用弱火煮一小時左右，可以加入蜂蜜調味，喝這煎汁可以防止盜汗。羅患自律神經失調症等與常盜汗的人，都可以嘗試一下。

◆味道清爽，適合夏季的一道菜

玉米燴豆腐的作法（二人份）

①、剝下二根玉米的玉米粒，再把二分之一塊豆腐切成骰子一般大小。
②、在鍋中加入二杯水，放入一個固態高湯素，再放入玉米來煮。
③、煮軟以後再加入豆腐，用少量的鹽、酒來調味。
④、用芡粉勾芡，淋上少量的麻油即可盛盤。

蕎麥

容易消化且營養價格高的穀類。
為日本傳統食物與最具代表性的大眾化食物

藥效 預防動脈硬化／預防高血壓

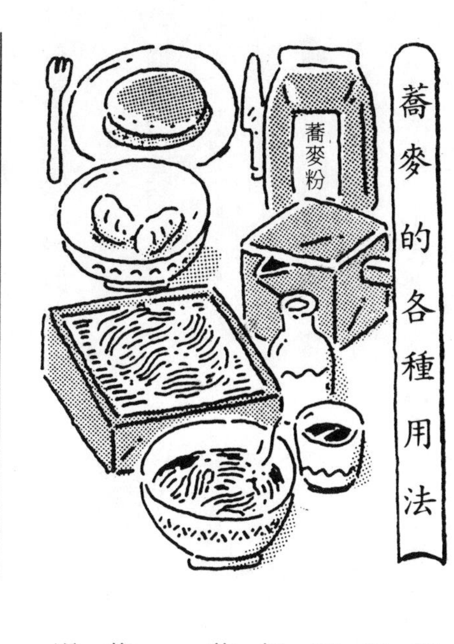

蕎麥的各種用法

●生長在山間貧瘠的土地

原產於西伯利亞，是栽培在寒冷地帶的植物。生長在山間貧瘠的土地上，可見具有非常旺盛的生命力。自古以來在世界各地為人所栽種。

中國所栽種的蕎麥，據說是成吉思汗遠征歐洲時，歐洲和俄羅斯等已經在吃這種食物。俄羅斯人把蕎麥稱為「卡夏」的蕎麥粥，法國的蕎麥粉作成的薄餅，波蘭的蕎麥白蘭地等，都是傳統的蕎麥料理。

日本自繩文時代開始，就有人攝食蕎麥。當時把米和蕎麥混合來煮食，不過並沒有確實的記載。

奈良時代以後，把蕎麥果實磨成粉

，作成蕎麥糊、蕎麥湯圓來吃。

●蕎麥麵條大受歡迎

日本人最喜歡的食品之一是麵。作成麵狀態的蕎麥麵是把蕎麥磨成粉，作成麵糰再切成麵。

日本在慶長年間，就有人作蕎麥麵。直到江戶時代開始，確實已經有人吃蕎麥麵。依照個人的喜好而調配蕎麥麵的味道，蕎麥麵深受江戶人的喜愛。

●秋收的新蕎麥最美味

現在的信州、盛岡、秩父等是全國蕎麥的產地，都是山區。

蕎麥一年收穫三次，最美味的是秋收的蕎麥。從秋天到冬天所收穫的蕎麥味香，受到大家的喜愛。

蕎麥收穫以後，去黑殼，經過篩選而成。但是黑殼具有刺激腸，達到通便的效果。

蕎麥粉要選擇色澤黑的蕎麥研磨而成，營養價極高，而且風味佳。

●生吃蕎麥粉有助於消化

蕎麥含有良質蛋白質，也含有八種必須氨基酸，蛋白質含量凌駕於米和麵粉之上。優良的蛋白質含量近乎牛奶和蛋。

此外，也含有澱粉質，比其他穀類易煮，而且容易消化為其特徵。昔日獵人入山狩獵時，都會隨身攜帶蕎麥粉，只要用水攪拌即可食用。這種蕎麥澱粉非常容易消化。其他的穀類粉卻無法生食。

除了含有維他命B_1、B_2以外，還含有鉀、鈣、鈉、磷鐵等豐富的礦物質。

●能鞏固微血管，預防動脈硬化

比其他的食物含有大量的芸香苷和維他命P。

米、麥等穀類和豆類都不含芸香苷這種養分，但是蕎麥卻含有大量的芸香苷。芸香苷能夠強化微血管。常吃蕎麥能夠預防高血壓和動脈硬化。

維他命P能使微血管健全，再加上吃蕎麥，二者能產生絕佳效果。

●芸香苷和維他命P會溶於蕎麥湯中

不過芸香苷和維他命P是屬於水溶性的，這二者都會溶在湯中。

蕎麥湯中含有充分的營養素，倒掉就太可惜了。吃蕎麥時，一定要連湯一起喝。不過吃蕎麥糊時，就能夠連同芸香苷和維他命P一起攝取。

蕎麥鬆餅和蕎麥薄餅也是值得推薦的作法。蕎麥粉溶於水以後，用平底鍋來煎烤，沒有用水煮不必擔心芸香苷和維他命P的流失。

◆自古流傳下來的蕎麥料理能夠充分攝取營養

蕎麥糊的作法（二人份）

①、將二杯蕎麥粉放入鍋中，慢慢地注入三杯熱水，不時地用四～五根筷子攪拌。

②、用弱火加熱，這時改用木勺攪拌。

③、拌至呈黏性以後，會慢慢地凝固。用筷子切成塊，再盛入盤中。

④、醬汁（高湯一杯、醬油四分之一杯、米酒一大匙）倒入另外的容器中，添加海苔、蔥花、芥末等藥味，作為蕎麥糊的佐料。

第2章

當作藥物的
豆和堅果

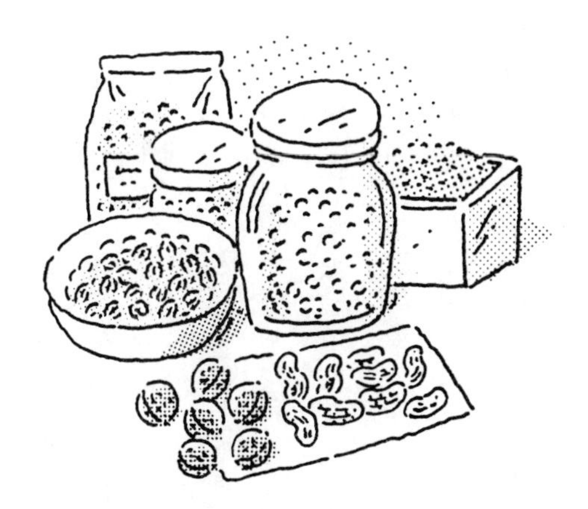

有「大地之肉」之譽，含有豐富蛋白質的健康食品。

大豆

藥效 預防動脈硬化／預防糖尿病
強化肝臟／健腦

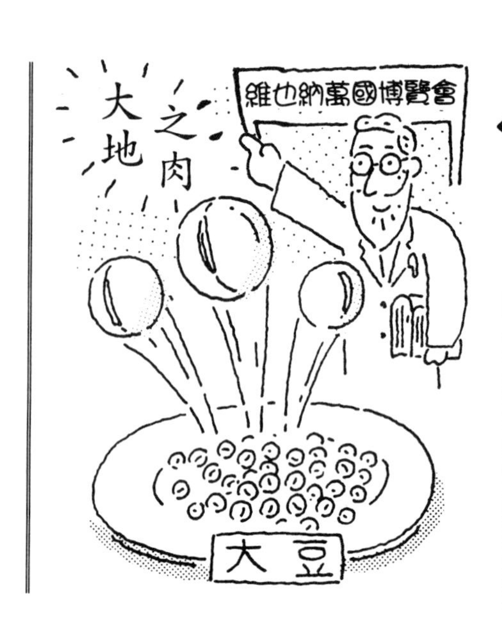

●有「大地之肉」美譽，營養價極高的大豆

大豆是豆料一年生的植物，原產地為東南亞。中國最先栽培，日本在繩文時代才傳入。

一八八五年的維也納萬國博覽會中，日本展出大豆。大豆含有豐富的營養，德國科學家給予大豆很高的評價，稱之為「大地之肉」。

因此歐洲開始栽培大豆，但是並不順利。大豆的根瘤菌附著於根部，才能夠成長。但是歐洲的土壤並不適合根瘤菌的成長。後來美國開始栽培大豆而成功了。美國的土壤適合根瘤菌生長。

美國急速地開始大量栽培大豆，現

在成為世界最大的大豆生產國。美國的大豆幾乎都用來當作油的原料。

納豆、味噌、豆腐等，都是用大豆製成的各種加工食品。日本和中國的情形幾乎一致。

●黑豆、毛豆都是大豆的伙伴

大豆的品種有數百種，大致可區分為平豆和圓豆。日本所使用的大豆，大多是圓豆。

豆的顏色也有所不同，有黃大豆、綠大豆與黑大豆。黑豆是黑大豆的一種，會在別項中敘述。

大致而言，毛豆是未成熟的大豆。

●變化極多的大豆料理

購買時，挑選顆粒整齊者為重點。

通常吃的時候會先泡過水，再配合蔬菜或昆布、羊栖菜等海草類來煮。如果想要快一點，可以用壓力鍋來煮。

不只可以煮，也可以用果汁機來打碎或用研磨缽磨碎，加入味噌湯中作成豆湯。乾燥的大豆要用弱火來煮。炒過的豆子非常香，可以用果汁機把豆子磨成粉末，簡單地自製成黃豆粉。

●氨基酸的組成酷似動物性蛋白質

大豆含有三〇～四〇%的蛋白質。和其他的豆類相比，含有豐富的蛋白質，而且質地優異，因此稱之為「大地之肉」。其蛋白質氨基酸的組成類似動物性蛋白質。

幾乎含有所有的必須氨基酸，所以在植物性食品中非常引人矚目。而且能夠有效地吸收大豆中的氨基酸。

●減少血液中的膽固醇，預防動脈硬化

大豆中的脂肪含有豐富的亞麻仁油酸、亞麻酸等不飽和脂肪酸。這些脂肪酸能夠去除血液中的老廢物，使血管保持乾淨。

因此，吃大豆可以降低血液中的膽固醇，可以預防動脈硬化。

●賦予活力與預防糖尿病

大豆中所含的豐富維他命是不容忽視的。

其中的維他命 B_1、B_2、B_6、E、K等，能夠促進能量代謝，具有消除疲勞與增強精力的作用。

其中的維他命 B_6 能夠降低血液中的膽固醇，因此也能夠預防糖尿病。

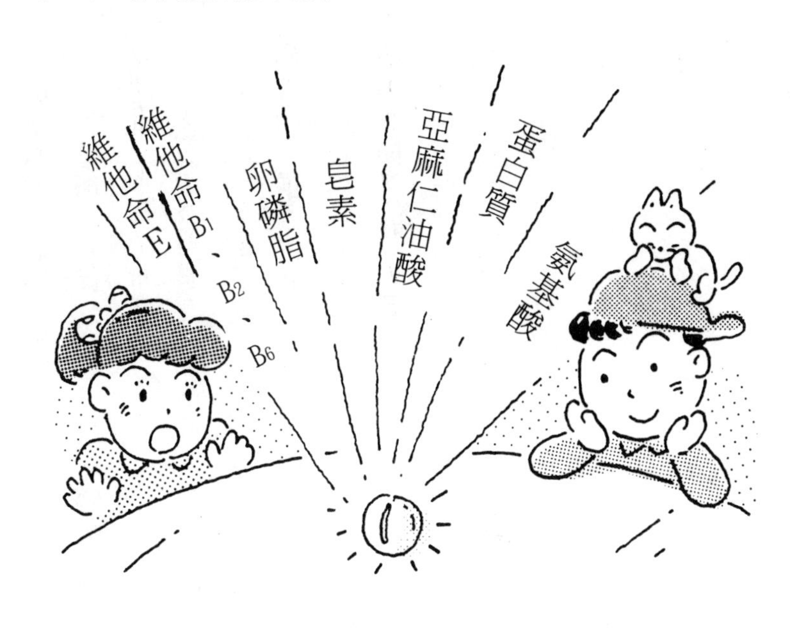

●皂素與維他命E能夠強化肝功能

大豆中含有皂素。皂素能夠抑制體內脂質的氧化，具有分解過氧化脂質的作用。

過氧化脂質對於肝臟有不良影響，皂素的抑制作用能夠提高肝機能，具有防止肝臟障礙的作用。

維他命E也能防止脂肪的氧化，抑制過氧化脂質的增加。維他命E也是肝臟不可或缺的物質。

皂素與維他命E對於肝臟有助益。大豆含有豐富的皂素與維他命E。對於肝臟病患而言，這是最理想的食物。

含有豐富的鐵分，對於貧血等症狀也有效果。

●卵磷脂能夠活化腦部

最近卵磷脂備受注目，這和腦神經細胞的傳達物質乙酰膽鹼有關。能夠防止腦的老化，賦予腦部活力。

大豆中含有豐富的卵磷脂，是非常優異的「健腦食物」。大豆中的卵磷脂不只可以防止頭腦老化，而且能積極地提高記憶力，促進腦部的作用。很適合考生和利用頭腦勞動的人。

卵磷脂中的膽鹼，這種物質具有提高肝臟作用的效果（防止脂肪肝）。

●用於節食的醋大豆

最近正流行的民間療法是醋大豆。大豆浸泡在米醋中二天，再予以乾燥。每天吃一～二小匙醋大豆，能夠達到即食效果。

小腸會吸收大豆的皂素，也許因而減少了脂肪，但是真正的原因仍不明，仍有待專家的研究。

◆缺乏精力時飲用

豆漿的作法（五～六人份）

①、用果汁機或食物調理機把泡過水的大豆約二〇〇g打成漿狀。

②、在鍋中把一・三ℓ（六・五杯）的熱水煮沸，再加入打碎的大豆。

③、最初用強火，待煮沸了再用弱火，要小心地攪拌以免溢出，煮約十分鐘左右。

④、熄火。用紗布做成袋子，倒入煮好的豆湯，過濾成為豆漿。再用木杓壓一壓袋中豆漿殘渣（豆渣），把汁液充分壓榨出來。

⑤、可以直接飲用或加入蜂蜜再喝，其餘的豆漿可以在冷卻以後，放入冰箱中保存。

◆可期待產生即食效果

醋大豆的作法

①、用研磨棒把乾燥的大豆二〇〇g壓碎，放入保存用的瓶中。

②、注入米醋二五〇～三〇〇mℓ，密封浸泡二～三天。途中要搖動瓶子，讓所有的豆子都能浸泡到醋。

③、大豆吸取醋以後會膨脹變大，把醋濾乾，再鋪在盤子上。
④、予以乾燥，然後再次磨碎，放入密封的容器中保存。

◆品味大豆的美味

豆湯的作法（二人份）

①、用研磨缽或果汁機、食物調理機把充分泡過水的大豆二分之一杯磨成糊狀。如果果汁機無法運作，可以加入少許水。
②、在鍋中放入三杯高湯，以及蘿蔔、紅蘿蔔等蔬菜。
③、待蔬菜煮軟以後，再加入二大匙味噌作成味噌湯。
④、將①磨碎的大豆加入③的味噌湯中，再用稍強的火加熱，煮至沸騰為止。
⑤、大豆煮沸以後，馬上熄火，盛在碗中即可。

消除邪氣，被當作漢方生藥藥效極高的豆子。

紅豆

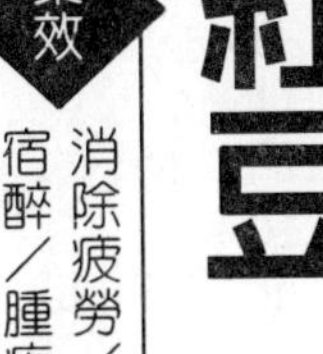

消除疲勞／水腫／便秘／宿醉／腫疱

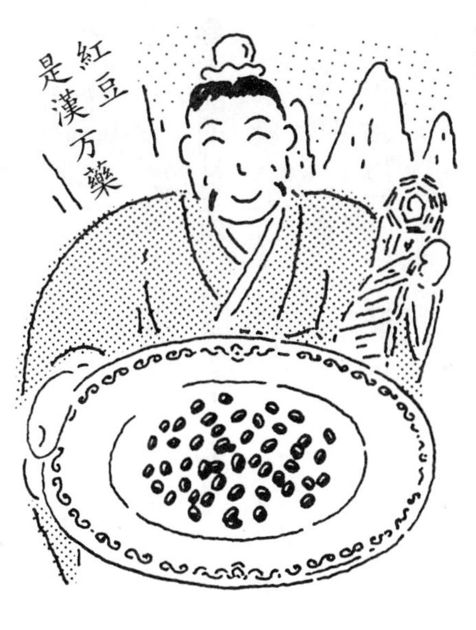

●常被當作漢藥，具有藥效

三世紀時傳入日本，常作成紅豆湯、紅豆飯、紅豆餡、紅豆粉等來攝取。自古以來紅豆就是日本人所攝取的食品，是喜慶宴會中不可或缺的食物。

原產地為中國北部，生長在雨量少、稍微乾燥的土地。和蕎麥一樣，是寒冷地帶的作物。

購買時，要選擇顆粒整齊，皮的顏色較淡，有光澤的紅豆。要盡快用完，剩下的要置於通風良好處保存。

●泡水太久會裂開

和其他豆類不一樣，煮的時候不必泡水。一旦吸水過度會裂開。在喜宴上的紅豆飯，如果紅豆裂開並不好，所以要特別小心。

此外，煮的水中不可以放入重碳酸鈉。重碳酸鈉會破壞紅豆中的營養素，如維他命B_1。

煮過以後一定要過濾。一旦煮開以後，還要重新加水再煮一次。

●不甜的紅豆料理吃時要下工夫

一般人都會認為紅豆要作成甜的紅豆餡和紅豆粉，不過也有作成紅豆稀飯、紅豆飯等不甜的料理法。

自古以來為了去邪氣，每個月的一日和十五日都有吃紅豆飯的風俗習慣。這具有營養方面的意義，可以說是古人的智慧，現代人也有必要保持這種風俗。

●維他命B_1能夠消除疲勞

紅豆的主要成分是澱粉和蛋白質，除此以外還含有豐富的維他命B_1，以及維他命B_2、菸酸、鈣、磷、鐵等營養素，是非常優異的食品。

維他命B_1能夠消除體內的疲勞物質，具有消除疲勞的效果。

●外皮的成分含有消除水腫與便秘的效果

紅豆被視為漢方中的生藥，是藥效極高的豆子。其生藥名稱為赤小豆，是治療腎炎、便秘、腳氣病的處方。

紅豆的外皮含有皂素，具有利尿作用。利尿作用可以消除腎臟病、心臟病等所引起的水腫。

外皮所含的纖維具有刺激腸，改善通便的作用。外皮連餡一起吃，能夠改善通便情況，這是古人的智慧。

紅豆的外皮部分具有利尿作用和通便作用，所以去除紅豆外皮的紅豆餡，實在毫無意義可言，要盡可能吃整顆紅豆。

●消除毒素作用對於宿醉有效

紅豆具有消除毒素的作用，對於宿醉有效。二〇～三〇g的紅豆用清水洗過，加入四〇〇mℓ的水煎煮，煮至剩下一半以後，即可飲用。這時絕對不可以加入砂糖來飲用，否則會毫無效果。飲用數次以後，紅豆所具有的消毒作用能夠改善症狀。

吃壞肚子時也有效。飲用紅豆煎汁半杯至一杯，紅豆的催吐作用能夠使胃的內容物吐出，毒素就不會被身體所吸收。

●用紅豆粉敷在腫疱上

紅豆當作外用藥為民間療法之一。

長腫疱時，把紅豆磨成粉鋪在患部。用水或蘿蔔泥來調紅豆粉，調成糊狀以後，塗抹在布上，敷在患部。

◆現代仍能沿襲之祭典的飲食

紅豆粥的作法（二人份）

①、不需要泡水，直接把一杯紅豆放入鍋中，加入二倍的水，沸騰以後倒掉湯汁，以去除澀味。

②、已去除澀味之①的紅豆，加入五杯水，直到煮軟為止。

③、煮好的紅豆放在竹簍中濾乾，過濾下來的湯汁不可以倒棄。

④、將過濾後冷卻的③的湯汁，加入事前已經洗好，放在竹簍中二分之一杯的米，置於爐上煮。

⑤、煮好了粥以後，再加入③的紅豆煮沸即可。

⑥、加入少量的鹽盛在碗中即可。

★可以先把紅豆煮好，再用湯汁來煮粥。如果覺得麻煩，可以在煮去過澀味的紅豆時，也加入米一起煮。

紅豆飯的煮法亦同。

大豆的一種，外皮呈黑色。自古以來對於喉嚨有益。

黑豆

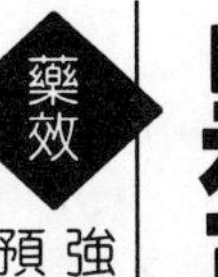

強壯／消除疲勞／咳嗽／宿醉
預防動脈硬化、腎臟病、肝臟病等

加入鐵釘煮，顏色較佳

●黑色為花色素

黑豆是大豆的一種，皮呈黑色的大豆稱之為黑豆。自古以來，黑色會讓人聯想到烏鴉，所以其別名為烏豆。和大豆一樣，幾乎在全國都有栽種。丹波的黑豆以粒大味美而著名。

黑豆色黑是因為含有花色素之故。這種色素與鐵反應，會產生獨特的黑色光澤。古人在煮黑豆時會放入鐵釘，由此可知古人已經了解到色素的化學作用。經由長年累月的經驗，得知鐵能夠創造較佳的顏色。

●煮後先撈起再灑水為明治的秘訣

煮黑豆時，各家都有其獨特的秘訣。在此介紹稍微不一樣的煮法。

明治時代時，著名的飲食研究家村井弦齋在其所著作的，談及料理與營養學的『食道樂』一書中，提及煮黑豆的方法。這是村井家獨特的調理方法。

黑豆浸泡在水中一晚，放入鍋中加入充分的水，用弱火煮二個小時左右。接著村井家的作法是把豆子撈起來，灑上冷水，使豆子冷卻。一般人都沒有這道手續，而這就是村井家秘傳的作法。以這方式煮出來的黑豆膨脹而美味，此為其重點。

接著再放入新鮮的水煮約三～四小時，待豆子變軟以後，再加入砂糖。最後加入豆子一成分量左右的醬油，再煮五～十分鐘。稍微再燜一下即可食用。

這方法幾乎要花上一天的工夫，不過煮出來的黑豆非常美味。如果嫌麻煩可以省略灑冷水的作業，採用普遍的煮法或用壓力鍋來煮。

●創造精力的黑豆漿

如果想要追求黑豆的卓效，可以飲用豆漿。

黑豆浸泡在水中一晚使其變軟，再放在果汁機中打碎。煮過以後用紗布過濾，加入蜂蜜調味，即完成精力飲料。

●維他命 B_1 比大豆多，能消除疲勞

黑豆漿看來並不賞心悅目，但是實際飲用會發現具有豆類特有的甘美味道。

黑豆的成分和大豆大致相似，不過維他命B_1的含量比大豆多，因此比大豆更具有促進能量代謝的作用，可以消除疲勞，改善精力不足的作用。

此外，能夠促進消化，保持全身機能正常。尤其是喜好煙酒者和壓力較大者都要下意識地多攝取黑豆。

工作忙碌，缺乏精力時要多攝取。如前文所述，每天喝一杯豆漿，會產生很大的效果。

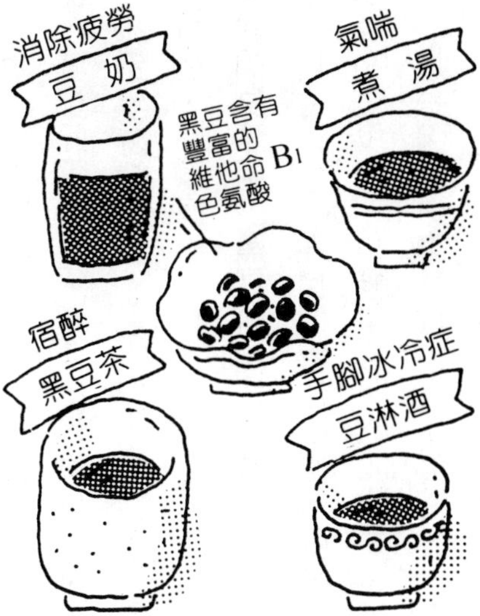

●具有預防動脈硬化、腎臟病、肝臟病等的成分

黑豆的蛋白質含有豐富的國人缺乏的賴氨酸或色氨酸，而且還含有代謝上不可或缺的天冬氨酸和甘美成分的谷氨酸。

此外，也含有豐富的亞麻仁油酸和卵磷脂，有助於強化血管，預防動脈硬化等疾病。

黑豆是大豆的伙伴，也含有豐富的皂素。皂素能夠抑制血液中過氧化脂質的增加，減少肝臟負擔，而且具有強心、利尿作用。

過年時吃黑豆，要祈願能夠「勤勉地生活」。勤於吃黑豆，能夠預防動脈硬化、腎臟病、肝臟病等。

●民間療法中，黑豆煎汁是治療咳嗽的藥

自古以來，在民間療法中黑豆就被當作治療氣喘的藥方，同時對於咳嗽、喉嚨沙啞、有痰等，和喉嚨有關的症狀都能夠產生效果。

這是因為皂素含有去痰作用所致。皂素是止咳藥，一般的咳嗽藥中都含有這種成分，因此可以證實其效果。民間療法使用黑豆有其根據。

使用方法如下：在紅紫色的黑豆煎汁中混入黑砂糖，一次可以多作一些來存放。每天喝數次，每次喝半杯左右。

●黑豆茶能治療宿醉，豆淋酒能治療手腳冰冷症

民間療法中，利用黑豆的消毒作用當作下痢的治療藥，即飲用黑豆煎汁。如果食物中毒，可以飲用以黑豆二甘草一的比例煎煮出來的煎汁。

除此以外，對於宿醉也有效。喝酒時把黑豆當作下酒菜，能夠防止酒醉。或是在喝酒以後喝杯黑豆茶，隔天就不會產生嚴重的宿醉。

黑豆茶是一五〇g黑豆對七〇〇㎖的水煎煮而成的煎汁，水量煮剩一半左右，就變成濃郁的黑豆茶。如文字所示，把這煎汁當成茶來喝。

利用黑豆的效能，不只是在日本，中國自古以來也會用黑豆作成豆淋酒。飲用這種酒可以使身體溫暖，治癒手腳冰冷症，是一種藥酒。

◆對於手腳冰冷症和低血壓有效

豆淋酒的作法

①、三六〇g的黑豆用平底鍋炒過，不可以炒焦。

②、攤於紙上，剝除外皮。

③、將豆子放入泡製水果酒的廣口瓶中，注入一ℓ的日本酒予以密封。

④、置於陰暗處二～三個月，再過濾即可。

★如果沒有日本酒，用米酒即可。飲用時溫熱，能夠提高效果。

高蛋白、高能量，
非常普遍的效果。

花生

藥效

預防動脈硬化／健腦
消除壓力／防止老化

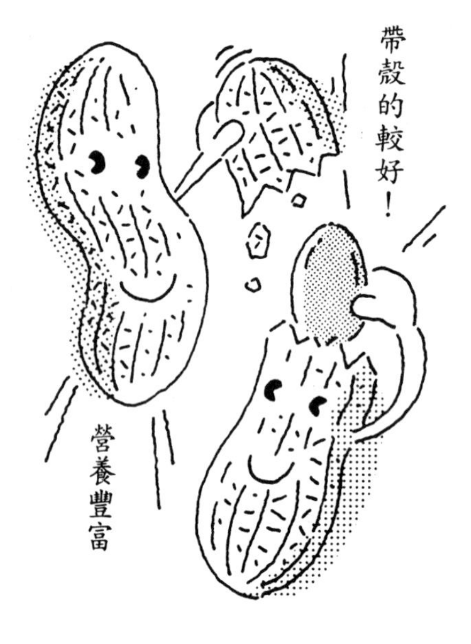

●營養價值卓越，大家所熟知的堅果

為大家所熟知的堅果類是花生，屬於豆科，在九～十月收穫。一般人稱之為落花生或南京豆，是營養價值極高的食物。

原產地為南美，自紀元前開始便栽種。日本是在江戶時代時由中國引進，還有一說為明治初期時由歐洲傳入。

在「黑豆」一項中已經提過，明治時代出版的村井弦齋著的『食道樂』一書，提及飲食生活的改善和食養生的重要性，就當時的情況而言，這是一本非常進步的書。

這本書中也大力推薦營養價值極高的優異食品，其所列舉的花生料理引起讀者的注意。

不新鮮的花生容易長霉，而長霉的花生致癌性較高，為有害物質。因此，最好是買帶殼的花生盡早食用。如果要保存，最好是帶殼保存，置於乾燥通風處。

●下工夫作成各種料理

花生可以直接吃，當成零食或配啤酒。只要下點工夫就可以演變出各種吃法。用布包起來，再用研磨棒敲碎；或是用刀子切碎，拌柿子或蔬菜來吃。磨碎的花生添加在湯中，可以作成美味的花生湯。

芝麻豆腐中的芝麻用花生代替，作成花生豆腐是比較需要下工夫的一道料理。把花生磨成粉（也可以用無糖的花生醬，會較方便），再加入芡粉和水加熱，攪拌以後倒入模型中使其凝固。即成為營養價極高，口感佳，適合老年人的花生豆腐料理。

用花生醬來塗抹麵包，是小孩非常喜歡的一道料理。常吃麵包的家庭，可以買花生醬存放在家中，作為常備食品。

●最具代表性的高蛋白、高能量食品

花生醬是高蛋白、高能量食品，一〇〇g中為五六一卡路里。換算成飯量，相當於二碗飯的分量。

一〇〇g中的脂肪為四七g，蛋白質為二五g，是非常優異的食品。

●不飽和脂肪酸有助於腦神經的形成

脂肪幾乎都是不飽和脂肪，能夠抑制壞膽固醇，防止動脈硬化。

不飽和脂肪酸中的亞麻仁油酸和亞麻酸等，對於腦神經的形成有很大的助益。

人類的腦在出生後三個月至四歲期間形成，一旦在這期間缺乏脂質時，若不良的脂質猖獗，就會形成品質不良的腦。所以在腦形成期間，補充優良的脂質是很重要的。

花生是優良脂質的寶庫，小孩子也應該要食用。不過花生不容易消化，食用過量會下痢。因此把花生磨碎，混入料理中來攝取較佳。

●改善代謝，最適合當作酒菜

含有維他命B_1、E、鈣等，以及豐富的鎂、鉀。維他命B_1是糖代謝所必要的養分，喝酒時更能發揮效果。因此，花生最適合當作下酒菜。

花生能夠慢慢地提升血糖值，上升的血糖值會安定為其特徵。血糖值不安定的人要考慮到熱量的問題，靈巧地攝取花生。

●對抗壓力

維他命B群的泛酸是對抗壓力的重要營養素，花生中含有豐富的泛酸。一〇〇g的花生中含有一五〇mg的鈣，能夠紓解精神壓力。

在美國第一線工作的商業人士經常吃花生，精神壓力較大的商業人士務必要常吃花生。

此外，其中所含的維他命E具有防止紅血球溶血的效果，吃花生有防止老化的效果。

◆味香風味絕佳而深受好評的一道食品

花生拌豆莢的作法（四人分）

①、去除二〇〇g豆莢的筋，再斜斜地薄切。

②、煮軟以後撈起，放在竹簍上濾乾，再用一大匙醬油調味。

③、將四大匙花生切碎，放在研磨缽中磨碎或置於食物調理機中打碎。

④、加入一大匙砂糖或二大匙醬油，作成調拌醬拌入②的豆莢中。

★如果磨碎的花生有顆粒的殘留也沒有關係，可以使用花生醬（無糖）來代用。

白果

具有各種藥效，以其強壯效果著稱。經常使用於日本料理和中國料理中。

藥效

強壯／咳嗽／膀胱炎
尿道炎／夜尿症／凍傷

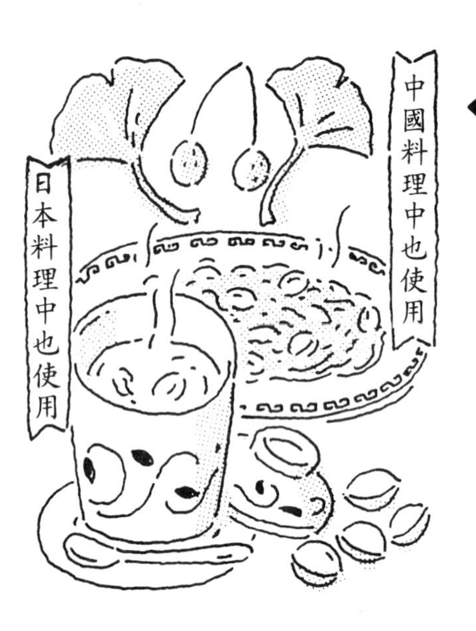

●具有強韌生命力

白果是銀杏樹的果實。銀杏樹有「活生生的化石」的美譽。千年的銀杏還能結果，具有強韌的生命力。古人認為銀杏樹具有強韌的生命力。

日本以九州產的白果居多，愛知縣和埼玉縣則居次。最近從中國和韓國輸入的白果有增加的趨勢。

●不新鮮的白果會發霉

市面上售有帶殼的白果和已去殼真空包裝的白果，當然以前者的味道較好。雖然買回家以後還要剝殼，再煮，但是味道較鮮美。

十～十一月左右為盛產季節，可以保存至明春為止。不過如果放太久會發霉。要長久保存時，煮過再剝除薄皮，予以冷凍即可。

要選購殼有光澤，色白的新鮮良質白果。如果輕輕一搖，果實會搖動，而且很輕，就不太新鮮。

剝殼以後，料理以前要再泡一次水。不好的白果會浮起來，這是最簡單的選擇方式。如果果實上有皺紋，最好是避免選用。

●大量攝取時，會導致呼吸困難

白果中含有生物鹼，如果一次大量攝取會導致消化不良，產生嘔吐感和呼吸困難。

中國古書中曾記載「食白果（銀杏）千個會致死」，這是因為白果中含有生物鹼的毒性成分。別說一千個，實際上也不會有人吃超過一百個的白果吧！不過白果適合用來當作下酒菜，也具有藥效。原則上是一天吃數個。

●增強精力具有強壯效果

白果的主要成分為糖質、澱粉、脂質、蛋白質等，而且還含有維他命A、鈣、磷、鐵、鉀、維他命C等。此外，還含有卵磷脂和谷胱氨酸等。

白果被當作強壯劑，具有強壯效果。白果泡在沙拉油中半年以後，每天吃五～

六粒，能夠增強精力。

●氰酸配糖體對於咳嗽、痰、氣喘有效

白果含有微量的氰酸配糖體，具有制咳的作用，所以古人說白果有益咳嗽。五～六個煮過的白果加入砂糖，每天食用可以抑制肺和支氣管關係的疾病，如咳嗽等，使肺部覺得舒服。

●生白果對於膀胱炎、尿道炎有效

生白果具有優異的利尿效果。像腎臟病和腳氣病而導致手腳浮腫時，膀胱炎和尿道炎等症狀，藉此都能發揮很大的功效。

十～十五顆白果去殼，取出以後磨碎，加入水和蜂蜜飲用。白果的利尿作用可以利尿，消除水腫。由於有排尿，也可以沖洗掉尿道或膀胱的細菌，能夠治療發炎的部分。在民間療法中，都能治療關於泌尿關係的疾病。

●烤過的白果可治療夜尿症

生白果具有強烈的利尿作用，可是烤過的白果卻具有抑制排尿的作用。

自古以來都很容易尿床的小孩吃烤過的白果。老年人經常會在夜半時分起來上廁所，如果吃烤過的白果就能夠產生卓效。

●外用可以治療凍傷

民間療法中，把生白果當作外用藥。把生白果磨碎，直接塗在因凍傷所引起的龜裂、紅腫的患部。也許是因為白果中含有蛋白質分解酵素的作用，不過真正的原因目前仍不明。

◆可期待產生強壯效果

白果泡沙拉油的作法

①、帶殼的白果五〇〇g一個一個地敲打出裂痕。

②、放在平底鍋中，用弱火炒十分鐘左右。

③、去殼，把帶有薄皮的白果放入廣口瓶中保存，注入沙拉油直至完全掩蓋白果為止。

④、密封，置於陰暗處二～三個月。

★每天吃五～六顆左右。

芝麻

含有令人意外的豐富鈣質，具有不老長壽的高藥效。

藥效

預防動脈硬化／消除壓力／健腦／防止老化／燙傷／割傷／生理痛／咳嗽

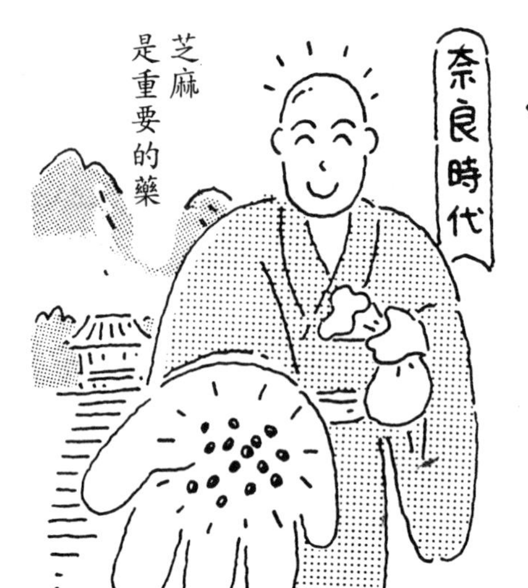

●古代僧侶的貴重營養源

芝麻被當作不老長壽的食物，為芝麻科植物，原產地是印度和埃及。

從印度傳到中國，再傳到日本，當時是奈良時代。在平安時代已有人使用芝麻油。

最初寺廟裡的僧侶將其當作藥用，燙傷時都使用芝麻。對於隱居在山中的僧侶而言，芝麻是重要的藥物，也是營養源。後來芝麻就被當作素食料理，僧侶和人間百姓都開始食用芝麻。

●選擇無染色，顆粒完整的芝麻

顆粒完整，果實堅硬的是良質芝麻。當然較濕的芝麻是不新鮮的，所以要選擇乾燥的芝麻。有的黑芝麻是染色而成的，所以一定要選擇沒有染色的芝麻。

攝取芝麻有多種方法，可以撒在飯上或放入麵的醬汁中，或是用來拌蔬菜。營養價極高，是非常優異的調理法。涼拌芝麻粉或芝麻豆腐是素食料理中傑出的料理法。

此外，還有最簡單的吃法，即利用市售的芝麻醬。每天吃一小匙是最理想的。

●不飽和脂肪酸能夠強化血管

芝麻是理想的營養食品，在植物性食品中營養價值高居首位。含有充分的蛋白質和必須氨基酸。

如果連油一起攝取，脂肪分較多，一〇〇g中有五二g的脂肪。這種脂肪分含有豐富的亞麻仁油酸和亞麻酸等不飽和脂肪酸，這種成分能夠強化血管，去除膽固醇，具有預防動脈硬化的作用。

●豐富的鈣能夠抑制精神壓力

在植物性食品中，芝麻最引人注意之處在於芝麻含有豐富的鈣質。鈣質和蛋白質一起攝取，能夠緩和神經過敏。

芝麻的不飽和脂肪酸，可以促進男性荷爾蒙和副腎皮質荷爾蒙的分泌，可以避免因精神壓力而傷害內部臟器。

此外，芝麻中所含的卵磷脂和維他命B_1，是活化腦細胞的營養。氨基酸能消除腦細胞的疲勞，是值得注意的健腦食品。

●利用鎂促進維他命B_1和鈣的效果

另一值得注意的是鎂的成分，一〇〇g中含有三五〇mg的鎂。鎂被稱為「平衡礦物質的礦物質」，如果缺乏鎂，即使充分攝取維他命B_1和鈣，也無法為人體所吸收。

換言之，由於鎂的作用而使維他命B_1和鈣為人體所吸收，否則維他命B_1和鈣就不能夠發揮其效力。關於這一點，含有豐富鎂的芝麻，就能發揮促進效率的功效。

●不老長壽神話中的脂肪和鐵

自古以來，芝麻就被稱為長生不老藥，含有維他命E這「恢復青春維他命」和脂肪，都能延緩身體的老化。

此外，還含有多量的鐵分，能夠活化細胞機能。

脂肪能夠促進血液循環，所以黑芝麻能夠預防產生白髮。這也是芝麻被當作長生不老藥的原因之一吧！

少年白除了遺傳因素以外，和缺乏鐵分也有很大的關係。常吃芝麻能預防少年白。

●芝麻也能治療燙傷、割傷

芝麻具有消炎作用，在民間療法中當作外用藥。自古以來僧侶們都視之為傷藥。如果身邊沒有藥時，可以把芝麻磨成粉（也可以用芝麻醬），直接塗抹在患部。紅腫、割傷、燙傷等，都可以用芝麻當作外用藥。如果沒有芝麻，用芝麻油也能產生相同的效果。

●能夠緩和生理痛，抑制咳嗽

除此以外還有一說，芝麻鹽撒在焙烤茶上，具有治療生理痛的效果。芝麻油撒在焙烤茶上，也能發揮相同的效果。

此外，黑芝麻和冰糖以八比一的比例溶和在一起，再注入熱水，早晚各飲用十五g，能夠治療咳嗽。

核桃

自古以來中國人視之為「貴族的美容食」。

藥效

預防動脈硬化／高血壓／預防成人病／強壯／失眠／便秘／美肌／中耳炎／皮膚病

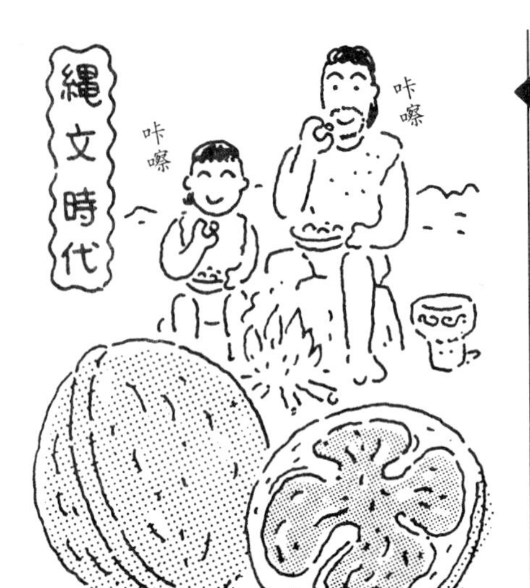

●自古以來世界各地都吃的堅果

原產地為波斯，大約在二千年前引進中國。日本在繩文時代的遺跡中就已經發現到核桃殼，也許日本早在古代就已經有人常吃核桃。

核桃有六屬五十種，可以吃的核桃包括手打核桃、鬼核桃、姬核桃、波斯核桃等。

核桃長在樹上，結成果實，果皮呈綠色。熟了以後果皮會破裂，帶殼的核桃會掉落在地上。

●美國或巴西是主要產地

美國的生產量最多，以加州核桃最有名。法國的阿魯薩斯和羅列盧，以及巴西核桃也非常著名。中國山東省的西門核桃也是世界著名的。

自古以來，日本的寒冷地方都有許多核桃樹，可是在戰爭中遽減，被砍來當作槍桿。不過最近發現其營養價值，在長野縣和東北地方等寒冷地帶也大量栽培。

●帶殼的核桃可以直接保存

選擇核桃時，殼的顏色越淡越新鮮，反之則較不新鮮。

選購核桃時，如果拿在手上覺得較輕，而且搖動時會發出響聲，表示核桃並不新鮮，要避免選購。如果核桃中間出現黑線，是不新鮮的證明。

保存時，要帶殼來保存。從殼中取出的核桃長時間和空氣接觸，脂質會氧化，所以帶殼保存可以保存二～三個月。

不過剝殼是很費事的，大家都敬而遠之。尤其日本的鬼核桃的硬殼更是難以剝除，如果沒有專用的剝核桃器具實在無法辦到。這時可以在核桃接縫處灑上水。再放到平底鍋中炒，接縫處會膨脹，用刀子插入就能剝開。美國產的核桃用專用的剝核桃器具，就能輕易剝開。

●料理法豐富，可以作成核桃醋、核桃醬等

歐美、中國等世界各地都吃核桃，其料理法很多。

也可以作成餅乾、蛋糕，在中國料理中也用來炒青菜。可以磨成粉來拌青菜，是日本料理中常使用的調理法。此外，也有花生粉拌蘿蔔泥，撒上鰹魚屑，淋上醬油來吃的攝取方法。

除此以外，也可以作成核桃豆腐、核桃糒糬、醬烤核桃味噌醬等各種料理法。當然，直接吃是最簡單的方法，其中所含的豐富脂肪能夠守護胃壁，是最好的下酒菜。

使用核桃的另一獨特方法是作成核桃醬，連其澀皮一起磨碎，作成有如奶油醬的核桃醬，用來塗抹麵包非常好吃。

●在中國是慈禧太后最愛用的藥用食

自古以來核桃被稱為「貴族的美容食」。中國的慈禧太后用核桃作成合桃酪（用核桃作成湯汁粉）來飲用。核桃磨碎以後會呈乳狀，自古以來被當作藥用。

在中國認為去殼的核桃有如腦的形狀，因此認為核桃是對腦有益的食物。科舉制度時代，考生常吃核桃而有此一說。

●含有大量的亞麻仁油酸，能夠使血液中的膽固醇下降

核桃一〇〇g中含有六七三卡路里，是高熱量食品，果肉的六～七成是脂肪分，

脂肪約有六成是亞麻仁油酸。

總之，整體的四成左右是亞麻仁油酸。亞麻仁油酸是生理活性物質，缺乏時會影響發育情況，引發皮膚炎。此外，也有預防動脈硬化的效果。

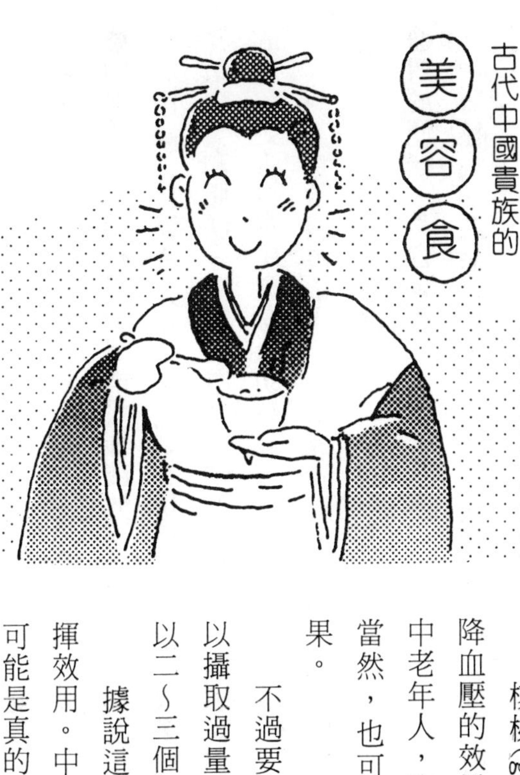

●能降低血壓，對成人病有效

核桃(gamma)所含的亞麻油酸具有降血壓的效果。血壓高，膽固醇值高的中老年人，吃核桃能夠治癒這些症狀。當然，也可以期待有預防成人病的效果。

不過要注意這是高能量食品，不可以攝取過量，老年人特別要減量。一天以二～三個為限。

據說這對於腦部神經的形成能夠發揮效用。中國人認為核桃有益頭腦，這可能是真的。

除了脂肪酸以外，也含有大量的蛋白質。除此之外，還含有鈣、磷、鐵、胡蘿蔔素、維他命B_2、維他命E等。

●對於強壯、精神壓力等能發揮藥效

中國古代醫學書籍中，記載著核桃具有強壯效果。核桃含有容易消化吸收的豐富蛋白質和脂肪，確實具有增強精力的作用。為了達到強壯的目的，不要剔除核桃的澀皮，直接食用會有所助益。

一天吃數個核桃能治療神經過敏，達到安眠的作用。對於失眠症、神經衰弱等也有效，能消除精神壓力。

●對於便秘、美容有效

將核桃和芝麻磨碎，加入熱水來飲用，對於便秘有效。嚴重的便秘用此法便可消除。

核桃能促進新陳代謝作用，因此能使肌膚產生光澤，在美容方面的效果也是不容忽視的。攝取過多的動物性脂肪，肌膚容易產生皺紋，而提早老化。為了防止這些現象，要多攝取維他命E。如果常吃核桃，就能夠常保肌膚永遠青春美麗。

●對於耳部疾病、皮膚病、蚊蟲咬傷等有效

在中國常把從核桃榨取的油當作中耳炎的治療藥。用紗布沾油帶到外耳道中，便可以治療中耳炎。一天一次，經過數日便能痊癒。

青核桃皮煎煮以後，用其煎汁擦拭皮膚病的患部，可以消除癢的感覺。

除此以外，核桃也可以用於驅除蛔蟲，治療尿道炎與病後復原等，具有各種藥效。

◆創造富於光澤的美肌

合桃酪的作法（四～五人份）

①、四分之一杯的米洗過以後，泡在水中二～三小時。

②、核桃去殼，加入一杯熱水，浸泡一會兒，再用竹籤去除澀皮。

③、米和核桃、一・五杯水放入果汁機（用研磨缽磨碎）中磨成漿汁。

④、用布過濾③的液體，再加入三分之一杯的砂糖和一杯水，放入鍋中加熱。

⑤、一邊加熱一邊攪拌，煮十五～二十分鐘。

⑥、加入少許鹽調味，盛入碗中即可。

★用糯米粉作成湯圓，煮熟了加入亦可。也可以同時磨碎乾棗子，增加甜味與美味。

◆素食料理的代表

核桃豆腐的作法（五～六人份）

①、核桃去殼後，加入二分之一杯的熱水泡過，再去除澀皮，煮十分鐘左右。
②、用竹簍瀝乾水分，趁熱放入果汁機或研磨缽中磨碎。
③、加入一・五杯的水，充分攪拌以後，用紗布過濾。
④、在鍋中加入四分之一杯芡粉、米酒和少許鹽，用弱火煮。
⑤、一邊煮一邊攪拌，以避免底部燒焦。煮十五～二十分鐘，直至產生黏性為止。
⑥、倒入用水濕潤過的模型中，使其冷卻凝固。冷卻後切好盛盤。
⑦、可以用芥末或醬油調味來吃。

第3章

當成藥物的
肉、蛋和牛奶

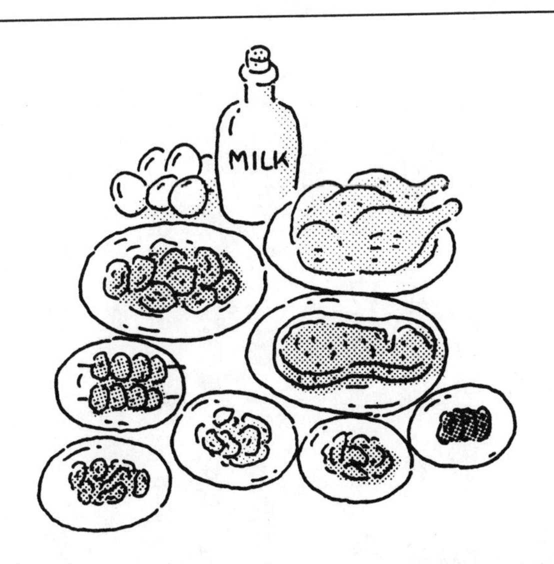

雞肉

低卡路里且易於消化吸收，在中國從雞冠到腳都可以當作藥膳來使用。

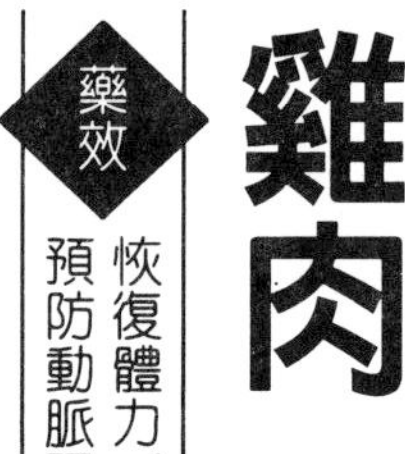

恢復體力／防止肥胖／美肌
預防動脈硬化

●雞肉是經濟的良質蛋白源

在日本關西被稱為「黃雞」的雞肉是沒有特殊味道，含有豐富蛋白質的肉，而且價格便宜。對於缺乏食慾的孩子而言，是優良的蛋白質源。

通常雞肉以母雞的味道較佳，小雞則相反，以公雞較珍貴。尤其是出生後一百天左右的小公雞，肉質柔軟味佳，最適合水煮了。

不過以前的雞都養在野外，而如今市售的雞都養在養雞廠，幾乎沒有差異。養在養雞廠的雞缺乏運動，公雞和母雞幾乎都沒有太大的差別。

●肉有良好光澤，皮越濕潤越新鮮

幾乎很少人會買一隻雞，大都是分

成大腿肉、雞胸肉、雞翅膀等部位來購買。

大腿肉比較有甜味，可以用來炸、煮。雞胸肉較軟，可以用來煎、蒸。帶骨的雞翅膀可以用來煮料理或炸。通常較瘦的雞肉用來煎或用酒蒸等等。如果是新鮮的雞肉，可以像生魚片一樣生吃。

如果肉呈粉紅色且光澤佳，即表示是新鮮的肉。皮越是濕潤且脂肪隆起，為新鮮的判斷基準。反之，皮泛黃且肉的表面乾燥時，要避免選購。

●容易消化，最適合當作病人的食物

雞肉易於消化，其蛋白質消化吸收率為九四・七％，脂肪為九七・一％，因此自古以來都被當作病人的食品。

和牛肉、豬肉相比，其中所含的脂肪不飽和脂肪酸的比例較多，可以強化血管，有預防動脈硬化的效果。

●雞胸肉可以防止肥胖，雞翅膀可以美膚

皮的脂肪較多，反之雞肉卻不含脂肪。尤其是一〇〇g的雞胸肉中含二四g的蛋白質，脂肪含量僅〇・七g，是低熱量的肉。

除此以外，還含有維他命A、B_1、B_2等，是營養價值非常高的部位。因此肥胖

的人或擔心成人病的中老年者最適合吃雞胸肉。

●增強抵抗力，預防動脈硬化

雞肉成分中不可忽視的維他命A，幾乎是牛肉、豬肉的十倍。

雞肝等所含的維他命A更是豐富，不喜食肝的人可以用雞肉來當作肉料理的材料。

維他命A是對眼睛有益的維他命，也能夠增強人體的抵抗力，而且能加速病後的復原，發揮維持皮膚、粘膜等的健康作用。

由於含有豐富的不飽和脂肪酸，這其中的良質脂肪酸能夠降低膽固醇，可以預防動脈硬化等。

◆體力衰弱的病人的補品

全雞湯的作法（四人份）

①、用水仔細清洗一隻雞（也可以用一人份二〇〇～三〇〇g的雞胸肉代用）的表面和腹腔內。

②、全雞汆燙以後，用清水洗過。

③、全雞放入深鍋中，再加入水（八〇〇～九〇〇㎖左右）直至淹蓋，再放入一根蔥和一片薑片，用弱火來煮。

④、常去除浮在湯上的泡沫，煮二～三小時，再加入一大匙酒和二分之一大匙的鹽調味。

※可以依照自己的喜好沾各種醬汁來吃。

◆增進食慾，有健胃效果

雞肉煮梅乾的作法（二人份）

①、雞腿肉二〇〇g切成一口大小，淋上醬油和少許酒。

②、撒上芡粉，用油炸。

③、中華鍋洗過以後，放入一大匙油加熱，各放入切成細末的一大匙蔥、薑，再炒一炒。

④、將炸好的雞腿和已去籽，泡在水中三十分鐘的醃漬梅乾二～三個，以及二分之一杯的湯放下去煮。

⑤、用二大匙醬油，少許酒和砂糖調味，淋上芡粉，煮成稠糊狀。

◆合成長期間的孩子的一道料理

檸檬風味的煎烤雞翅膀的作法（二人份）

①、雞翅膀三〇〇g洗淨，撒上鹽和胡椒。

②、檸檬四分之一個洗淨，圓切成片。

③、在碗中放入雞翅膀，②的檸檬擠汁，像整體溶和。把圓切成片的檸檬放在雞翅膀上，再用加水的小碗壓在上面約三十分鐘。

④、輕輕擦乾雞翅膀上的水分，再把雞翅膀放入少許油加熱的平底鍋中，將二面煎烤至焦黃，即可盛盤。

豬肉

維他命 B_1 是牛肉的十倍，為適合維持夏天健康與夏日懶散症的肉。

藥效 食慾不振／夏日懶散症
解熱／解毒

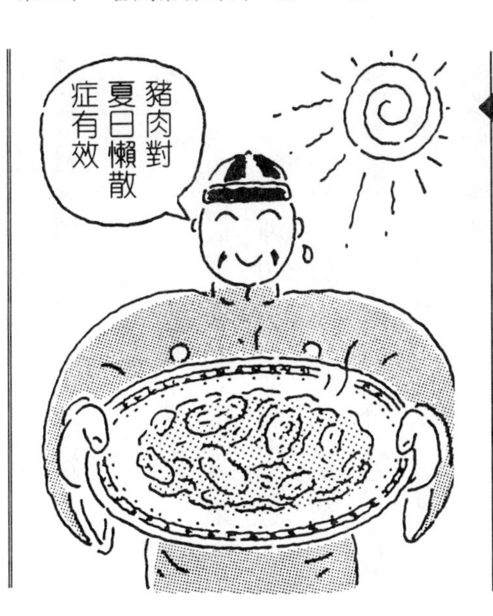

●中國在五千年前就開始食用豬肉

野生的山豬被畜養改良的豬，是人類自古以來就當成家畜來畜養的動物之一。

中國在五千年前就開始畜養豬，古希臘也有飼養豬的記錄。

日本一直到明治時代才開始飼養豬，接著牛肉也為一般人所接受。先引進日本南部，由琉球傳至薩摩。大家都知道，琉球的料理常使用豬肉。

全世界所吃的豬的品種有數十種。日本人所吃的豬肉以約克夏和巴克夏種為中心。最近品種的改良日佳，改良的是紅肉且味道較佳的品種。

日本養豬的地域為神奈川、千葉、

埼玉、愛知、群馬等都市的近郊地域。

●任何料理都適合，豬肉味道佳

豬肉適合各種料理，例如：西式豬排、濃湯，中式的湯醋排骨，和式的炸豬排、豬肉湯……，其料理法非常豐富。

豬肉也很適合搭配蘋果、鳳梨等水果，為其特色。

中國料理和琉球料理特別之處，在於調理豬肉非常美味，而且更是充分利用料理術製作豬肉料理。收集各地的智慧可以豐富我們的餐桌。

●肉是淡紅色的，脂肪部分越白越新鮮

選擇豬肉時，呈淡紅色，肉質緊繃，有光澤即表示新鮮。不過肉的顏色越鮮豔，越要避免選購。

脂肪的顏色越白越上等，如果泛黃即表示不新鮮。

和牛肉相比，豬肉較容易有寄生蟲，嚴禁生食，必須加熱方可食用。

●維他命B_1的含量為牛肉的十倍

豬肉一〇〇g中含有二一．五g的蛋白質。蛋白質能夠賦予細胞活力，防止老化。

豬肉也含有豐富的脂肪。這實視肉質而定，其實其脂肪比牛肉少。

豬肉的特徵是含有多量的維他命 B_1，約為牛肉的十倍。豬肉一五〇 g為成年人一天的維他命 B_1 的必要量。由此可知，其中所含之維他命 B_1 的含量非常多。

●對於食慾不振、壓力有效，能夠治好夏日懶散症

維他命 B_1 能夠促進腸胃的作用，具有改善食慾不振的效果，也有調節神經機能的作用，能夠安定情緒，避免壓力與焦躁。

日本人本來就容易出現維他命 B_1 不足的情形，常容易全身無力，夏天時這種傾向更強，容易罹患夏日懶散症。夏天時多攝取豬肉料理，可以維持健康，創造活力。

●豬肉湯能夠解熱、解毒

在漢方中豬肉是能夠補益腎氣，具有解熱、解毒的效能。各種漢方藥都用豬肉來煮湯。

例如：海苔豬肉湯利尿，乾蝸牛肉和豬肉一起煮湯可以解毒。

◆具有利尿效果，能夠消除水腫

豬肉和海苔湯的作法（二人份）

①、豬腿肉二〇〇g放入鍋中，加入五杯水，用弱火煮。要記得去除在上面的泡沫。

②、煮至不再出現泡沫時，再加入五〇g的海苔，煮約二十～三十分鐘。

③、加入二大匙酒、一小匙鹽調味。

④、盛入湯碗中，豬肉另外薄切，可以沾自己喜愛的醬來食用。

◆中國、台灣經常製作的保存食品

火腿風味蒸豬肉的作法

①、豬腿肉一大塊一公斤，用叉子戳洞，再塗抹二大匙鹽。

②、用棉線綁成形。

③、放入塑膠袋中，把袋口封緊，置於盆中用重物壓。接著放在冰箱中一～二天。

④、從冰箱中取出，用水稍微洗過。

⑤、放入碗中，由上面撒上一片分的薑末，以及少許蔥花、二分之一杯酒，放在蒸鍋中蒸。

⑥、用竹籤刺一刺，如果流出的是透明肉汁，可以直接放涼，再薄切成片盛盤。

★這種豬肉可以放在冰箱中保存一個星期左右，一次多作一些非常方便。除了可以直接食用以外，也可以像火腿一樣加入各種料理。

牛肉

含有豐富的良質蛋白質，適合成長期間的孩子和病後的恢復。

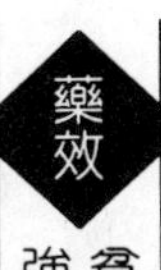

貧血／強壯／恢復體力／強化筋骨

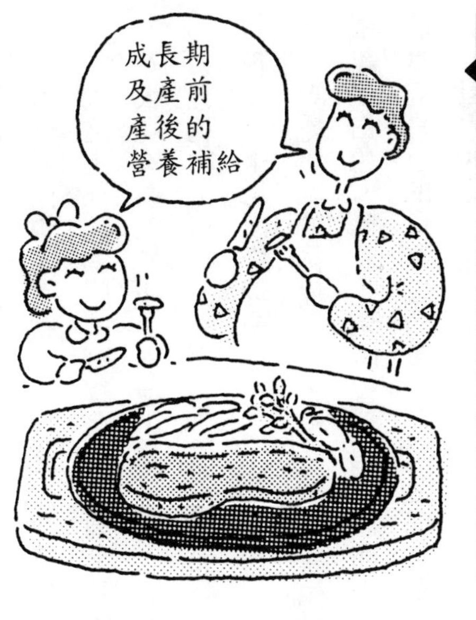

●明治時代被當作創造體力的藥

日本人是在明治時代開始吃牛肉。在此之前受到佛教的影響，而不吃肉。

明治初期，半鍋屋開始營養，而逐漸開始流行吃牛肉。當時稱牛肉為「藥食」，當作創造體力的藥，最後深受人們的喜愛而廣泛流行。

現在牛肉屬於高級肉類，由於貿易自由化，已經可以從澳洲、美國輸入便宜的牛肉。今後日本人應該會流行吃牛肉，壽喜燒、牛排等牛肉料理是最具代表性的牛肉料理，會盛行不衰。

●依照部位料理法也不一樣

牛肉依部位的不同，名稱也不一樣。

里肌肉是背骨內側部分的肉，柔軟而美味。在英語中把這部位稱為柔軟肉。

背部的肉也是柔軟，肉質佳，價格昂貴的肉。

大腿上部的上腿肉緊接著里肌肉美味的部分。

大腿肉纖維較多，稍硬，適於作成燉煮料理。

五花肉也稱為三層肉，是從腹部部分取下來的肉。特徵為肉質較硬，脂肪多，熱量高，不過價格較便宜。

要吃美味的肉而用刀子切時，會產生黏黏的感覺。較不新鮮的肉會較黑，而且纖維呈白色。此外，切時會滲出肉汁即表示不新鮮。

●含有豐富的良質蛋白質，是適合成長期的食品

母牛的肉味道較佳，公牛肉較硬，食用的大多是小牛肉。

牛肉含有豐富的良質蛋白質，是營養價值高的食品。而且吸收率高達九七～九八%。此外，牛肉中所含的蛋白質氨基酸非常平衡。

討厭吃肉偏食的小孩大多也會喜歡吃牛肉，牛肉的特徵為味道佳，容易攝食。紅肉脂肪少，含高蛋白，是適合成長期孩子的優良食品。

●含有維他命B_2和鐵，最適合孕婦

肉多。

此外，含有維他命A、B_1、B_2、C、鐵分等，含有豐富的維他命B_2和鐵，比豬

維他命B_2是促進細胞內代謝的大功臣，為成長期不可或缺的營養素。鐵分也是成長所必要的營養素，能夠創造抵抗力，預防貧血。

由此可知，牛肉很適合小孩和產前、產後的婦女，對於胎兒的發育、母乳的分泌也有助益。

●牛肉湯具有滋養強壯的效果

不分東西，牛肉湯都可以作為營養補給用。康復期間都會推薦攝取牛肉湯。

尤其是中國藥膳，牛肉湯或牛肉稀飯有助於改善虛弱體質、強化筋骨。韓國人認為牛肉海帶湯對產後恢復體力和母乳的分泌有效。

此外，把牛肉剁碎，加上醬油、鹽攪拌，再放入加了水的米煮成牛肉稀飯，可以提高胃機能並增強體力。

◆有助於產後恢復體力與母乳的分泌

牛肉海帶湯的作法（二人份）

①、牛腱肉三〇〇g切成大塊，放入鍋中，加入四杯水，用弱火煮。要常去除浮在上面的泡沫，如果水煮乾了要再加水，煮約二～三小時。

②、過濾湯汁，然後加入泡過水切成大塊的海帶二〇g。

③、加入一小匙弱的鹽、醬油和少許胡椒來調味，加入切成小塊的蔥，煮沸即可。

◆提升胃功能，創造體力

牛肉粥的作法（二人份）

①、牛紅肉一〇〇g切丁再剁碎，成絞肉狀。

②、把牛絞肉放入碗中，淋上二小匙的薑汁、醬油和少許鹽，仔細攪拌出黏性。

③、在鍋中加入二杯水，放入二碗飯煮軟。

④、粥煮好以前，把②的絞肉搓成湯圓形狀再加入。

⑤、肉丸煮熟以後，即可熄火盛碗。

★這是用飯來煮的粥，如果用米來煮會更美味。

肝

容易攝食的小牛或雞肝，這食品適合容易貧血的女性。

藥效

貧血／美肌／預防感冒／強化肝臟／肝炎／強壯／視力障礙／夜盲症

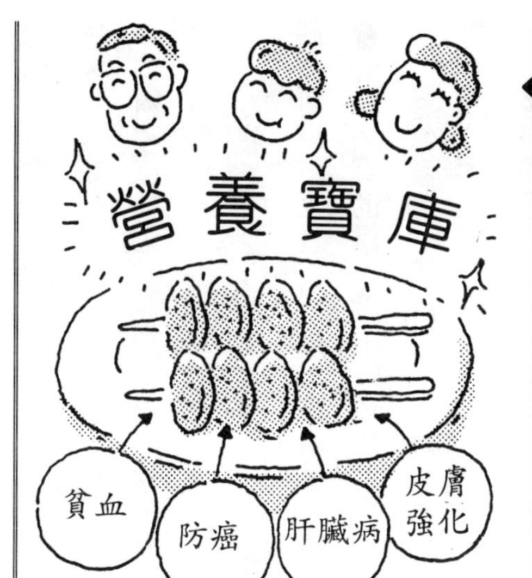

●肝被稱為「營養的寶庫」

肝為內臟之一，是牛、豬、雞等肝臟的總稱。

肝在內臟中是營養價值較高的部位，而受到注目，先要注意到的是鐵分。牛肝一〇〇g有四mg、豬有十三mg、雞有九mg。與其他部位相比，所含的鐵分較高為其特徵。

此外，所含的維他命A、B群、C也很豐富，而且屬於低熱量為其特徵，所以被稱為「營養的寶庫」、「營養的罐頭」。

●經過處理或利用香味蔬菜巧妙地去除腥味為秘訣

肝是非常優異的食品，有很多人都

知道這一點。但是有些人卻不喜歡吃，也許是因為肝有獨特的腥味而令人產生抵抗感。不過如果在調理法上多下點工夫，就能作出美味的肝料理。

料理以前，先在肝上撒上鹽，輕輕搓揉再用水洗，或是洗米水、牛奶來浸泡，也是好方法。

如果作成燒烤或醬烤料理，討厭吃肝的人也不再會有任何抵抗感。除此以外，肝也可以用來炒，巧妙地應用蔥、薑、大蒜，就能夠炒出美味的肝料理。

●含有豐富的鐵，能治療貧血

通常我們一天約喪失一mg的鐵分。女性在生理期間尤其會喪失鐵分，所以貧血的人比男性多。

喪失的鐵分必須由飲食來補充。含鐵分較多的食品有海草類、堅果類、貝類，其中都含有豐富的鐵。而且肝的鐵分吸收率較佳，所以吃肝可以改善貧血的症狀。

藉此能夠改善容易疲勞、呼吸困難、頭暈等的貧血症狀，並且能改善血色，具有美肌效果。

●維他命A、C能夠預防感冒

除了含有豐富的鐵分以外，還含有蛋白質和維他命類，這是不容忽視的。

雞、豬、牛等的肝一〇〇g中含有四〇〇〇〇IU以上的維他命A。這和含有較多維他命A的蛋相比，吃一分肝（八〇g）相當於一一〇個分的蛋。

維他命A能夠使皮膚、粘膜保持正常，免於細菌的侵入。容易感冒的人最好常吃肝。根據最近的研究，發現肝具有抗癌作用。

一般而言，所含的維他命C為二〇～三〇mg，非常豐富。和維他命A一樣，能預防感冒，發揮治療作用。

●肝可用來作為肝病的食物療法，具有創造體力的效果

中國藥膳中認為人體的哪一部位不好，就吃動物相關的部位。因此，把肝當作肝病的食物療法。

肝的確含有豐富的蛋白質和維他命類，這種高蛋白、低脂肪和適當熱量，正是肝病病人的適當飲食。

豬肝放在水中煮，再取其湯加入米，煮成「豬肝粥」，能強化肝臟，治療慢性肝炎。此外，煮了豬肝以後再加入蔥花，煮成豬肝湯，具有創造體力的效果。

不論是哪一種料理，對於肝臟都很好。同時含有豐富的維他命A，對於夜盲症和視力障礙也有效，把肝當作藥膳，很自然地能夠攝取維他命A。

◆能強化肝臟，治療慢性肝炎

豬肝粥的作法（二人份）

①、剝除豬肝一〇〇g表面的薄皮，浸泡在很淡的鹽水中，以去除血水。

②、在鍋中放入四杯水，再放入肝，用弱火煮。要撈除浮在湯上的泡沫，把水煮至剩一半左右。

③、濾除②的湯汁，放涼，再加入三杯水。

④、米四分之三杯洗好，放在簍子中過濾，加入③的湯中用鍋子煮。最初用強火，待沸騰以後，再用弱火煮一個小時。

⑤、豬肝細切，加入粥中，再調入醬油、鹽和少許酒，盛碗。

★如果不太喜歡吃肝就不要加入肝，直接食用用湯煮成的粥即可。

內臟肉

便宜而富有維他命、礦物質的內臟肉，下工夫作料理可以常吃。

◆藥效　消除疲勞／壓力／強化心臟

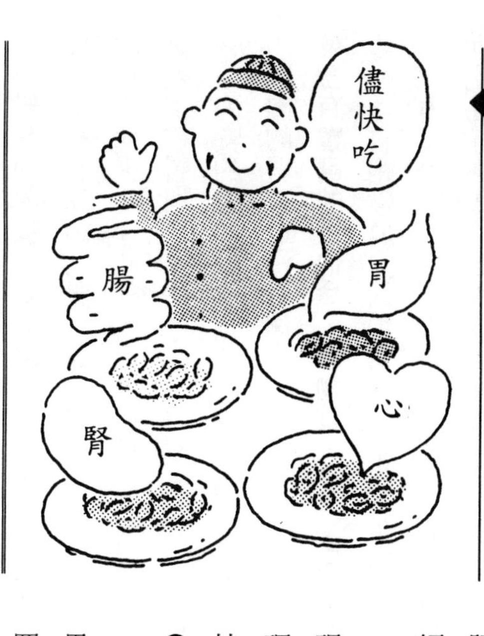

●依內臟肉的部位而分成好幾種種類

內臟肉可分為好幾種種類，如：心臟、胃、腎臟、腸等。

此外，並不屬於內臟的，如：舌頭、尾巴、豬腳、豬耳等，也可以予以應用。肝是屬於內臟的一部分，這在前文中已經提及了。

在日本沒有吃內臟肉的習慣，可是現在流行吃臟物鍋、中國料理、韓國料理、西式燉煮料理等，已經能夠毫無抵抗地吃內臟肉。

●購買當天就調理為重點

內臟肉便宜且營養價高，是非常優異的肉，缺點為很快會喪失其鮮度。購買當天就馬上料理，是很重要的。

新鮮的內臟肉毫無腥味，像雞的內臟、牛和豬腸、胃以外的內臟，都比較沒有腥味。稍有味道的腸、胃，可以用醋、鹽搓揉一下，清洗數次以後或汆燙一下，就能夠去除腥味。此外，也可以用蔥、薑來炒、煮，即使是討厭內臟肉的人，也會喜歡吃這種料理。

肉食的先進國家知道內臟肉的營養價值，會採用各種料理方法來吃。日本對於內臟肉的料理還沒有深入的研究。

●含有豐富的維他命、礦物質，是最適合的美容食品

含有相當於肉的蛋白質，脂肪分卻很少，為內臟肉的特徵。

內臟肉中，以牛、豬的舌頭和胃的脂質較多，和其他部位相比，熱量卻非常低，而且含有豐富的維他命和礦物質，是非常好的食品。

近年來，已成為備受注目的減肥食品。

●腎臟有消除疲勞，心臟有消除壓力的效果

腎臟含有豐富的維他命類，維他命A、B、C、E、煙酸等，以及各種礦物質。尤其是豬腎含有多量的鈷、鐵、鈉，具有消除疲勞與防止疲勞的效果。用腎臟煮成的藥膳，對於女性的更年期障礙有效。

心臟富有維他命B群和鐵，能創造對抗壓力的抵抗力。在中國可以利用豬心湯來強化心臟，而且聽說豬腎湯對於全身無力有效。

●胃是糖尿病的治療食物

胃是內臟中味道較強的內臟肉，因此大家都敬而遠之。不過其中含有高蛋白，在內臟肉中是富含鐵質的內臟肉。

在中國鼓勵糖尿病患吃胃。豬胃經過充分處理以後煮軟，空腹時少量攝取會有很好的效果。

●豬腳能夠促進母乳的分泌

長壽縣琉球用豬腳作料理，這種燉煮或作成湯的豬腳料理是非常珍貴的。乍看之下都是脂肪的豬腳，實際上一〇〇g中只有十六·八g的脂肪，只有二三九卡路里。比雞肉的熱量低。如果再經過多次的水煮，都已經去除多餘的脂肪，而作出容易消化的高蛋白料理，所以被稱為長壽食品。

豬腳能夠促進母乳的分泌。在中國有所謂的「催乳豬腳湯（促進母乳分泌的豬腳的湯）」，除了具有催乳效果以外，也能改善血液循環，使肌膚富有光澤，也有很好的女性美容食品。

◆具有防止疲勞的作用

鹽烤豬腎的作法（二人份）

①、仔細剝除1個豬腎表面的薄皮，再剖開，剔除中心白色的部分，再斜斜地薄切成片。
②、用清水洗過以後，再用刀子縱橫各畫切口，接著撒上洋蔥泥汁三大匙。
③、擦乾水分以後，撒上鹽，放在網上烤。
④、烤好以後，切成五mm厚的薄片，盛盤。

◆具有催乳效果，也很適合老人

豬腳湯的作法（二人份）

①、拔除豬腳上的毛，煮開以後由關節部分切入，一隻豬腳切成五cm大小。
②、加入充分的熱水，煮十五分鐘左右。
③、撈起，洗去脂肪。
④、將五〇〇mℓ的水、打結的昆布二支、切成半月形厚片的蘿蔔，及③的豬腳放入鍋中，用弱火煮二～三小時，而且要常去除浮在上面的泡沫和油。途中水煮乾時，要再加水。
⑤、煮軟以後，加鹽調味即可盛在碗中。

營養價極高、價格安定的代表性良質蛋白質食品。

蛋

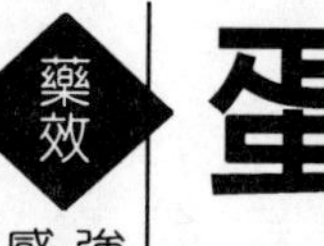

強壯／消除疲勞／痔／燙傷／預防感冒／胃痛／腹痛／宿醉／失眠

完美的蛋白質

當成各種民間藥

蛋酒

醋蛋

蛋油

●製作非常簡單的各種蛋料理

雞蛋是古希臘人常吃的古老食品，也許當時他們就已經了解到這是營養之源。

不過日本人從明治時代才開始吃蛋，是在開始實行肉類的飲食生活的同時，開始吃蛋。

蛋的價格安定，而且是非常便宜的營養價值高的食品。調理方法非常簡單，幾乎每個人都喜歡吃，適合成長期中的孩子乃至家庭中的每個成員，是非常好的蛋白質來源。

不只能夠生食，也可以作成各種蛋料理，還可以用來作蛋糕或美乃滋。原則上都要使用新鮮的蛋。

●殼表面越粗糙越新鮮

購買時，要看看殼的表面。表面較粗糙即表示較新鮮。在光線下照射時，越不新鮮的透明感越差。

新鮮的蛋打出來不會散開，凝結在一起，蛋黃會隆起。是否帶有血絲，與鮮度無關。

放在冰箱中保存時，尖端朝下為秘訣。空氣進入的氣室朝上，蛋才會安定。此外，蛋的表面有一層薄膜，能夠防止外來細菌侵入。洗蛋時會把薄膜洗掉，所以不要洗蛋而直接保存是很重要的。

●含有豐富的食質蛋白質

蛋含有豐富的蛋白質，一個蛋含有大約六g的蛋白質，而且是良質的，含有必須氨基酸。氨基酸中所含的蛋氨酸最多，為其特徵。

不必擔心蛋中所含的膽固醇，一天攝取一個蛋不會有問題。雖然蛋的膽固醇較多，但是也含有豐富去除膽固醇的卵磷脂。

●幾乎含有所有營養素的完全食品

蛋黃中含有維他命A、B_1、B_2、鐵分、磷、卵磷脂等。卵磷脂能夠使脂肪乳化，使血液中的膽固醇正常化。

維他命A能夠保持皮膚發揮正常功能，有預防感冒的效用。

維他命B群能夠增強對抗壓力的抵抗力，防止全身無力。鐵有助於減輕貧血症狀。

此外，蛋白含有發育不可或缺的維他命B_2。蛋中最多的氨基酸的一種，蛋氨酸有助於肝臟的解毒作用。

由此可知，蛋幾乎含有所有的營養素，是每天的健康不可或缺的食品。

●具有強壯功效的蛋酒和消除疲勞的醋蛋

蛋的營養價極高，備受矚目。自古以來就被當作滋養強壯藥，所以會帶著蛋去慰問病人。民間療法有各種使用方式。

加入蜂蜜作成的蛋酒是一種強壯酒，能夠增強精力。

此外，帶殼的蛋浸泡在醋中作成醋蛋，能夠消除疲勞，治療食慾不振(參考一六五頁)。每天喝了三小匙左右，可以直接飲用或稀釋了再喝。

●蛋油對於痔、燙傷、心臟病有卓效

自古以來民間療法都把蛋油當作貴重的藥物。蛋黃打到平底鍋中，用弱火炒至呈焦黑，油冒出來為止。這滲出來的油保存起來，是為蛋油。

十個蛋大約可取得五〇～六〇㎖的蛋油，這是非常貴重的油。一天一次用耳挖舀一杓淋在患部，如此可以治療痔瘡和燙傷。

服用蛋油對於心臟病和虛弱的體質也會有效，可以消除疲勞、增強體力、預防感冒。

●炒黑的蛋殼對於胃痛和宿醉有效

漢方中，不只是蛋有藥效，連烤黑的蛋殼也能治療胃痛和宿醉。

蛋白對於宿醉也很有效。喝得過多而覺得不舒服時，生吞蛋白，蛋白進入胃中能夠吸收酒精成分，消除胃部的不適。

●蛋殼浸泡在醋中，能夠治療失眠

此外，蛋殼泡在醋中，使其溶化以後，睡前飲用一小杯醋。由於攝取了殼中的鈣質，鈣具有鎮靜效果，能夠治療失眠。

歐洲使用溶在醋中的蛋殼作料理，每天靈巧地補充鈣質，是值得國人學習的智慧。

◆增強精力

強壯蛋酒的作法

①、將十個蛋打入大碗中，再倒入一杯蜂蜜，用打蛋器將整體混合均勻。

②、少量地加入一ℓ的燒酒，和①的蛋和蜂蜜混合在一起。

③、將②倒入水果酒瓶中，置於陰涼處約二週左右。在這期間，每天早晚二次搖動容器。

◆消除胃痛和胃部不適

黑蛋殼粉的作法

①、仔細清洗蛋殼再去除內側薄皮，使其乾燥。

②、把乾燥的蛋殼撕成大塊，再放在平底鍋中炒。

③、炒至變黑再攤在紙上，冷卻以後，再放入食物調理機或果汁機中打碎。如果沒有果汁機，可以用研磨缽來研磨。

④、置於密閉容器中保存。二分之一小匙的蛋殼粉泡一杯溫開水來喝。

◆對於心臟病、虛弱體質有效

蛋油的作法

①、十個蛋的蛋黃與蛋白分開。

②、在中華鍋中放入蛋黃，用弱火加熱。

③、一邊攪拌一邊炒，最後整體會變黑，炒至冒煙為止，大約炒四十分鐘左右。

④、幾乎變成碳時，底部會生出油。

⑤、稍微涼了以後，包在布中擠出油來，放入瓶中保存。

牛奶

從小孩到老年人每天都可以喝，是最好的蛋白質和鈣質補給源。

藥效　宿醉／口角炎／預防骨質疏鬆症／安定神經

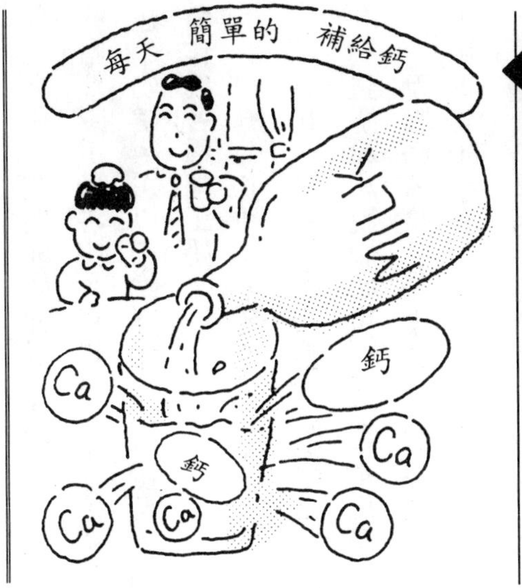

●急速普及的牛奶

西洋人在古代就開始飲用，幾乎是完全的營養食品。受到美國文化的影響，飲食生活也美國化了，牛奶非常迅速地普及。孩童的營養午餐也引入脫脂奶粉，相信這是最大的影響。

後來牛奶的消費量不斷提升，最近幾乎每一戶人家的餐桌上都有牛奶。

牛奶除了可以直接飲用以來，也可以用在小孩的零食和料理上。

水果和牛奶放入果汁機中，可以打成水果牛奶。加入蛋可以作成營養豐富的奶昔，是最受小孩歡迎的飲料。作牛奶果凍或利用牛奶、蛋、砂糖煮成糊狀的奶油糊，是很美味的點心。

肉和蔬菜煮成奶油風味的料理，是小孩最喜歡的一道菜。有時候，把牛奶加入味噌汁或美乃滋中，可以調出美味的醬汁。此外，牛奶很容易被吸收，把魚和肝泡在牛奶中，可以去除腥味。牛奶可以常利用在料理中。

●作成各種加工奶

牛奶除了可以直接喝，還可以應用在其他用途上，作成加工奶。

十九世紀末時開始製造奶粉，去除牛奶的水分，使其乾燥製成粉末狀。嬰兒用的調整奶粉和脫脂奶粉等，都是牛奶製品。

脫脂奶粉是去除脂肪分的節食食品。孩子們的營養午餐中喝的脫脂食品，現在也用來作餅乾或料理。

脫脂奶是用牛奶低溫濃縮作成煉乳。如果加入砂糖，就是濃縮奶，不加砂糖，就是保久奶。

牛奶是非常優異的食品，一瓶牛奶（二〇〇㎖）含有蛋白質五・八g、脂質六・四g，以及鈣、維他命A、B_1、B_2、鐵、維他命C，幾乎包括所有的營養素。

因此，是病人或成長期小孩幾乎不可或缺的食品。此外，脂質呈乳濁狀，容易消化為其特徵。

●能守護胃壁，緩和宿醉的症狀

牛奶含有豐富必須氨基酸的蛋白質，是重要氨基酸的來源。

乳脂肪所含的成分能夠保護胃和腸的內壁，尤其煙、酒等有害的刺激會成為潰瘍的原因。乳脂肪能夠守護腸胃，抽煙、喝酒的人應該積極飲用。沒有抽煙、喝酒習慣的人飲用，也可以避免胃潰瘍和十二指腸潰瘍。

大家都知道奶對於宿醉有效。飲用溫牛奶來補給良質蛋白質，可以迅速使肝臟恢復，含有緩和胃痛的效果。攝取足夠時，隔天早上胃痛時會有效。

對於口角糜爛的症狀也有效果。嘴角龜裂主要是因為缺乏維他命B_2，含有豐富維他命B_2的牛奶，對於這種症狀能夠發揮治療效果。

●牛奶最適合防止骨質疏鬆症

一〇〇g牛奶中含有一〇〇mg的鈣，吸收率非常高，是不容忽視的鈣的補給源。牛奶鈣的吸收率非常高，是魚的三倍。

運動以後，大量的汗水會把鈣排出來，非再補充鈣不可。除了用魚和海藻來補充以外，最簡單的補給源是牛奶。

鈣能使骨骼健全，能夠緩和壓力。運動員和一般人都要多多攝取。

最近成為問題的骨質疏鬆症，是由於鈣缺乏，骨質疏鬆以女性罹患的比例較高。為了預防骨質疏鬆症，牛奶是不可或缺的。研究結果顯示，利用牛奶來攝取鈣質較容易，因此務必要養成每天喝牛奶的習慣。

●鈣能安定情緒，消除全身無力

一般人都認為鈣是創造骨和牙齒的營養素。除此以外，還能安定腦神經、消除焦躁和全身無力的症狀。

動物實驗顯示，缺乏鈣會引起情緒不穩定和易怒，呈現無力狀態。

通常行為有問題的小孩，在飲食上討厭吃蔬菜，有喜歡喝清涼飲料和零食的共同特徵，在這其中最大的原因是鈣的缺乏。

為了防止這類小孩情緒不安定的情形，要養成喝牛奶的習慣。當然，也可以攝取小魚和海草類，而最簡單之攝取鈣的方法就是喝牛奶了。

成長期的小孩一天要喝四〇〇㎖，成人則一天喝三〇〇㎖（五十歲以上的女性為了防止骨質疏鬆症，要喝四〇〇㎖）。三杯牛奶足以提供充分的鈣量，維他命B_2是人體必要量的一半，維他命A是三〇％，蛋白質為二五～三〇％。

第4章

當成藥物的魚貝類

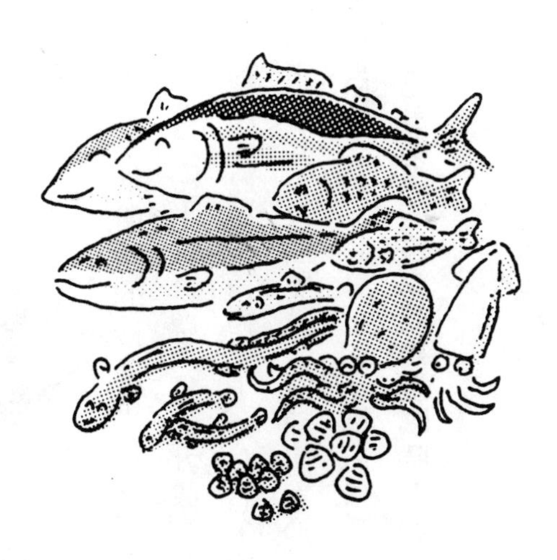

沙丁魚

盛產季節由晚秋到春天。
被稱為「海之米」的大眾魚。

藥效 抽筋／預防骨質疏鬆症／預防動脈硬化／預防心臟病／預防腦血栓／健腦

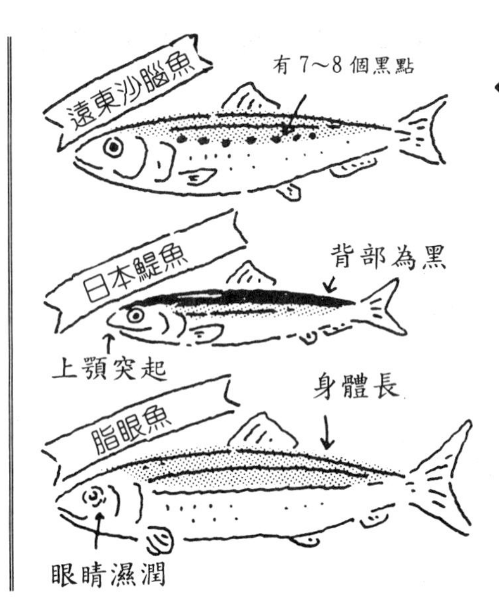

●沙丁魚大多是遠東沙腦魚

沙丁魚的種類很多，最具代表性的是遠東沙腦魚、日本鯷魚、脂眼魚等三種。

平常所說的沙丁魚是指遠東沙腦魚，是沙丁魚總漁獲量的九成，比其他的沙丁魚大，長約三十cm左右，腹部上面有七～八個黑點。這種遠東沙腦魚通常稱之為「七星」，是指這斑點。

●背部黑的日本鯷魚為眼睛濕潤的脂眼魚

日本鯷魚也稱為黑背沙丁，背部黑為其特徵。比遠東沙腦魚小，上顎突出為分辨的基準。

日本鯷魚幼魚蒸過以後，使其乾燥

便作成魚乾。一塊一塊地有如榻榻米一樣，也稱之為榻榻米沙丁。一般的乾魚即用日本鯷魚作的。脂眼魚的眼睛看起來是濕潤的，而以此命名。身體呈圓筒狀，較長，大都整條曬乾。

●新鮮者為生魚片的絕品

盛產沙丁魚的季節即是從秋天到冬天。在日本沿岸可以大量捕獲。尤其秋天時，遠東沙腦魚嘴上都是油，稱之為秋沙丁。

用來鹽烤、煮、醋漬等，有各種吃法。鮮度較佳的沙丁魚可以用來當作生魚片，沾薑汁或醬油來吃，是人間美味。烤沙丁魚時，不需去除內臟，連內臟一起吃也很美味，營養價值非常高。

●不新鮮的沙丁魚氧化脂質會增加

沙丁魚價格便宜且富有充分的營養，但是問題卻是很容易腐敗。俗諺謂：「沙丁魚的爛眼。」即沙丁魚很容易腐敗，眼睛會發紅。

沙丁魚含有脂肪這種不飽和脂肪酸，很容易氧化成為過氧化脂質的有害物質，反而對身體產生不良影響。選擇新鮮的沙丁魚盡快攝食，這一點很重要。

購買沙丁魚時，要看沙丁魚的眼睛是否清澈，如果腹部沒有剖開，可以看魚鱗是否整齊濕潤，即表示新鮮。

●乾沙丁魚是最高的蛋白和鈣質來源

沙丁魚所含的蛋白質幾乎和構成人體的蛋白質相等，是含有豐富良質蛋白質的魚類為其特徵。

當然整條晒乾的沙丁魚或魚乾的蛋白質含量比生沙丁魚多。生魚一〇〇g中含有十九・二g的蛋白質，晒乾的魚為三五g，魚乾則為六九g，其礦物質含量也會增加。鈣質方面，生沙丁魚一〇〇g中有七〇mg，整條晒乾的有一四〇〇mg，魚乾有二二〇〇mg，讓人很驚訝，增加得非常多。

晒乾的沙丁魚的蛋白質和鈣的攝取效率，是最理想的食品。

要吃時可以撕碎再吃。體調不良、缺乏食慾時或不吃飯的孩子，如果要勉強其吃肉，還不如啃晒乾的沙丁魚乾；或是整條烤來當作孩子的零食，孩子會很高興。

●孕婦也可以吃沙丁魚

魚乾或整條晒乾的沙丁魚不只含有豐富的鈣，也含有大量的對於鈣質的吸收有很大影響的維他命D，因此，是最適合孕婦吃的魚。

懷孕期間多攝取鈣，對於胎兒骨骼的形成會有很大的助益。特別是在懷孕初期

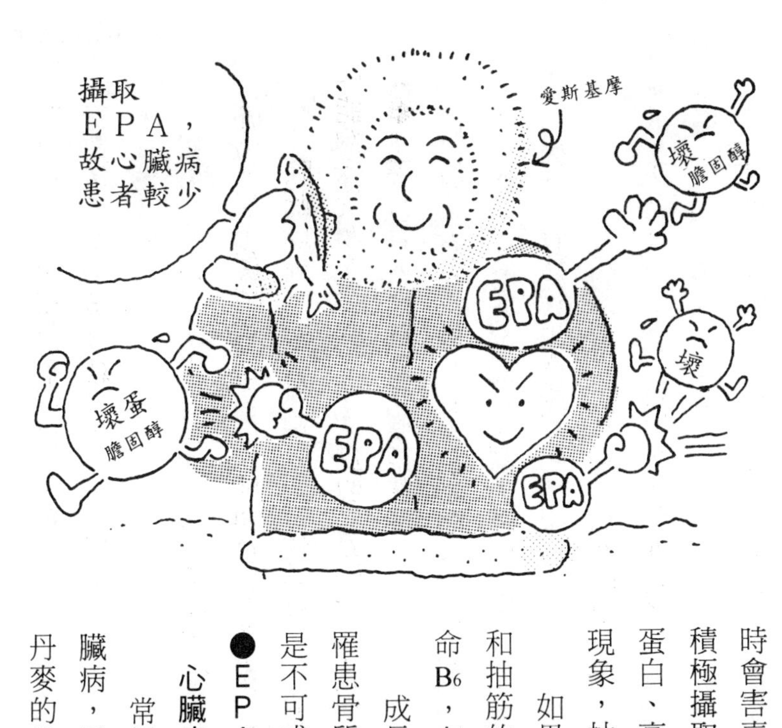

時會害喜，產生嘔吐的不快感，必須要積極攝取整條晒乾的魚或魚乾，攝取高蛋白、高鈣食品，能夠緩和早上的害喜現象，抽筋的症狀。

如果攝取充分的維他命B_6，能夠緩和抽筋的症狀。沙丁魚含有豐富的維他命B_6，有緩和抽筋的效用。

成長期中的孩子唯恐鈣不足或擔心罹患骨質疏鬆症的高齡女性，沙丁魚都是不可或缺的。

●EPA（IPA）能防止動脈硬化、心臟病、腦血栓等

常攝取魚的愛斯基摩人很少罹患心臟病，這項事實早已引起大家的注意。丹麥的戴阿貝魯克博士研究愛斯基摩人的飲食生活，結果發現愛斯基摩人在飲食生活中，大量攝取ＥＰＡ（ＩＰＡ）。

青花魚、金槍魚、秋刀魚、鮭魚等紅肉魚含有大量的ＥＰＡ（ＩＰＡ），尤以沙丁魚量更多。

ＥＰＡ（ＩＰＡ）即二十碳五烯酸這種不飽和脂肪酸，其性質與植物的亞麻仁油酸類似。能清潔血液，去除血液中的壞膽固醇，降低中性脂肪。

除此以外，沙丁魚含有豐富的檸檬酸，能夠使血壓維持正常，因此吃沙丁魚就能夠像愛斯基摩人一樣，預防動脈硬化、心臟病、腦血栓等。

●沙丁魚的ＤＨＡ能夠活化腦部

沙丁魚含有豐富的ＥＰＡ（ＩＰＡ）相同的不飽和脂肪酸的ＤＨＡ。ＥＰＡ（ＩＰＡ）能夠消除血液的黏稠性，預防動脈硬化和心臟病。正如前文所述，另一種ＤＨＡ也有相同的效果。

更引人注目的是，據說ＤＨＡ能使腦部發達。因為必須延長腦細胞的突起，而逐漸成長不可或缺的物質是ＤＨＡ，所以含有豐富ＤＨＡ的沙丁魚，是一種健腦食物。

雖然沙丁魚是健腦食物，但是隨意吃沙丁魚並不意味著會對腦有益。除了平時要積極地攝取以沙丁魚為代表的小魚和青魚類，也要多刺激腦部。

●含有酪氨酸的沙丁魚能夠活化腦細胞

日本俗諺謂，「沙丁魚是海的蘿蔔」、「一百條沙丁魚是頭的藥」。前者意指沙丁魚富有紅蘿蔔的營養，後者則意味著沙丁魚對頭腦有益。

沙丁魚對腦的作用是由於DHA發揮效果，以及沙丁魚含有酪氨酸的關係。酪氨酸能夠增加腦中的神經傳達物質，活化腦部。

換言之，「一百條沙丁魚是頭的藥」的確能表達出沙丁魚的效能。

◆清爽且可以當作下酒菜的一道料理

加醋沙丁魚的作法（二人份）

①、五～六條沙丁魚去除頭部和腹部，每一條沙丁魚切成二～三塊。
②、沙丁魚放入鍋中，加醋和二分之一杯的水，加熱。
③、煮五～六分鐘後，倒掉醋水，加入一大匙醬油，用強火把醬汁煮乾。
④、加一把鰹魚屑，撒在沙丁魚上即可盛盤。

青花魚

秋季時為盛產季節。腹部呈金色，有脂質即表示新鮮。

藥效

預防肝病／貧血
預防高血壓／關節炎

鰓鮮紅者為佳
含豐富的維他命B12，對肝臟有益
預防高血壓
對關節炎有效

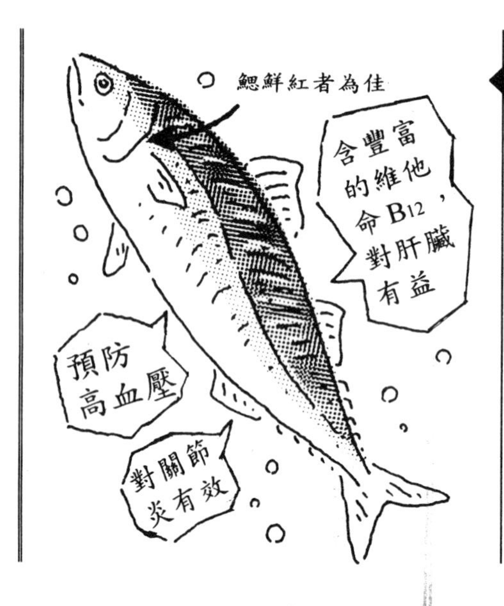

●秋天的青花魚附脂質，非常美味

青花魚是遍佈世界各地的回遊魚。和沙丁魚一樣，是自古以來大眾化的代表魚之一。最近漁獲量減少，價格較高。

青花魚盛產於秋季，俗諺曰：「盡量不要吃秋季的青花魚。」從春天到初夏結束產卵以後，青花魚幾乎不含脂肪分。秋天的青花魚所含的脂肪約十五％。

●味美的真青花和加工用的胡麻青花

青花魚包括真青花和胡麻青花，一般食用的真青花，也有人稱之為本青花和平青花。體長約五〇cm左右，背部有青色的波浪紋，腹部呈銀白色，脂質和味道都是青花魚中最好的一種。

胡麻青花也稱為圓青花，身體呈圓形為其特徵。胡麻青花的魚身有如芝麻一般的斑點，脂肪少，大多作為加工用。

不過胡麻青花和真青花不同的是，它的味道一年中不變。真青花的風味會在夏季時遽減，而在這時節裡擺脫被捕的危機。

●從醋漬到油炸可以應用在各種料理中

鮮度佳的青花魚泡漬在鹽、醋中，會成為一道味道絕佳的美味料理。是適合作為下酒菜。一般的壽司飯上也會舖上一片青花魚，是大阪最具代表性的壽司飯。

除此以外，也可以鹽烤，煮味噌湯，其實青花魚是非常美味的魚。可以用醬油泡漬以後，再撒上麵粉來炸。即使是討厭吃魚的孩子也會很喜歡這種料理。

●晒成鮮紅色即表示新鮮

要選購青花魚時，先看外表。一旦有些腐敗，鮮度就降低得很快。

原因在於青花魚所含的酵素非常活躍。有的人吃到青花魚就會出疹子，也是因為其中所含的酵素之故。

新鮮與否先要看鰓，鰓呈鮮紅色即不需擔心。鮮度降低得最快的是從鰓開始。接著眼睛也是選擇的重點。魚眼透明而清澈都是新鮮的魚。

購買魚片時，盡可能選擇血色較佳者。

●豐富的維他命B_{12}對肝有益

青花魚是紅肉魚。

為甚麼青花魚的肉質是紅色的呢？通常在海的外面和陸地附近回遊的魚活動量較大，由於活動量大而使用到氧，體內非要有大量氧不可。大量搬運氧的效率，而使紅肉魚含有大量的筋血球素，因此肉質呈紅色。

紅肉所含的成分類似動物的肝，含有豐富的維他命B_1、A、D、E、鐵分等營養素。很顯著的含有維他命B_{12}。這種營養素對於預防肝病有很大的作用，所以肝較弱的人要積極攝取。

一旦缺乏青花魚B_{12}，會產生和惡性貧血有關的症狀。女性大多容易貧血，除了鐵分以外，缺乏維他命B_{12}也是原因之一。根據最近的研究，維他命B_{12}能防止老人性痴呆症，備受矚目。

維他命B_{12}能夠促進成長，成長期的小孩和貧血的女性應該要多吃青花魚。

●預防高血壓，對於關節炎也有效

青花魚和沙丁魚是具有代表性的紅肉魚，含有豐富的ＥＰＡ（ＩＰＡ）這種不飽和脂肪酸，能減少壞膽固醇，達到預防高血壓和動脈硬化的效果。

歐美的民間療法認為魚油可以治療關節炎，因為ＥＰＡ（ＩＰＡ）能夠去除發炎物質。因關節疼痛而感到煩惱的人，每天食用青花魚這種代表性的青魚，就能夠消除關節炎的疼痛。

◆能保存美味，具代表性的青花魚料理

漬青花的作法（一條分）

①、把一條新鮮的青花魚切成三片，去除腹骨。

②、皮朝下鋪在簍子上，撒上充分的鹽（一把），覆蓋其表面，放置三～四小時。

③、洗淖鹽再用毛巾擦乾水分。混和一杯醋、二～三大匙砂糖、少許鹽，把魚浸泡在其中。

④、大約浸泡一個小時左右，從頭到尾剝除皮。

⑤、薄切，再加上山葵、醬油來吃。

鯡魚

春季為盛產季節，可以當成生吃的料理，通常是晒乾作成加工品。

藥效

預防精力低落／味覺障礙／預防抽筋

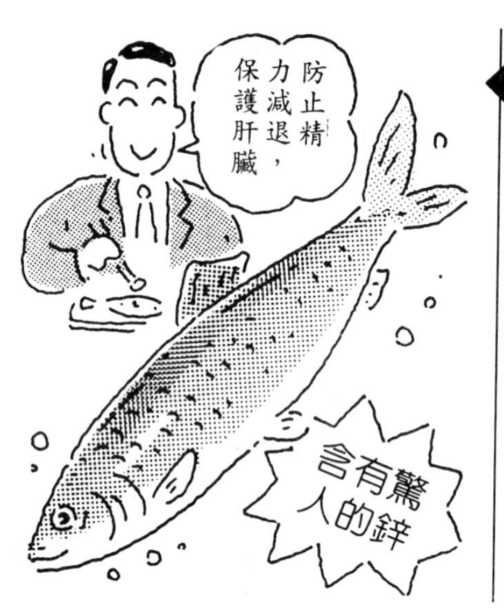

●春天捕獲的鯡魚是絕佳的美味

鯡魚身長三十～四十cm，呈銀白色，有很多的小骨。而且春天所捕獲的鯡魚脂肪較多，是最佳的美味料理。

判斷魚的鮮度要看眼睛。被捕獲的鯡魚常會因內出血而使眼睛呈紅色，所以很難以此作為判斷基準。此外，鱗也無法作為判斷基準，捕獲時往往會把鱗剝落。

鯡魚的鮮度必須靠鰓來判斷。新鮮的鯡魚會滲出血水，要仔細地看，越鮮紅越新鮮。

如果脂肪較多，一般是用鹽烤。此外，也有整條晒乾的鯡魚，自古以來被不盛產魚的地方所珍視，是貴重的蛋白源，可以作為燉煮食物。北歐人會把鯡魚薰製成鯡魚乾。

●鋅含有率令人驚訝，能防止精力低落

歐洲人流傳著此一說法：「鯡魚較多的鄉鎮醫生較少。」這是事實。

鯡魚含有豐富的脂肪，脂肪含有高品質的營養價值，含有維他命A、維他命D、鈣、鉀等。除此以外，還含有稀有的鋅，是其他魚類所沒有的。一般人都知道肝含有豐富的鋅。肝一〇〇g，牛肝的含鋅量為五・五mg，豬肝是九mg。鯡魚一〇〇g的含鋅量為一〇〇mg，是令人驚訝的數字。

鋅能守護肝，也能防止精力低落。

最近的年輕人常外食且攝取過量的加工食品，而使身體產生各種問題。其中最成為問題的是，缺乏鋅這種微量代表元素。

一旦缺乏鋅時，就會發生味覺障礙。吃不出料理的味道，感覺不到食品的自然風味。近年來這類型的人逐漸增加，這可能是因為缺乏鋅的緣故吧！缺乏鋅時，身體無法順利進行糖代謝，很容易引發糖尿病。

如果能夠積極地攝取鋅，就能夠預防欠缺鋅的病症。

此外，懷孕中的女性容易抽筋，補充鋅以後，根據研究結果能夠改善鋅的症狀。

歐美高級魚的代表。從頭到尾可以吃的魚。

鮭魚

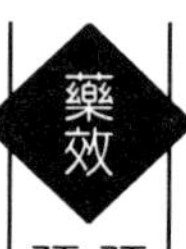

預防動脈硬化／預防高血壓／預防腦中風／預防心肌梗塞／強化腸胃／預防皮膚疾病

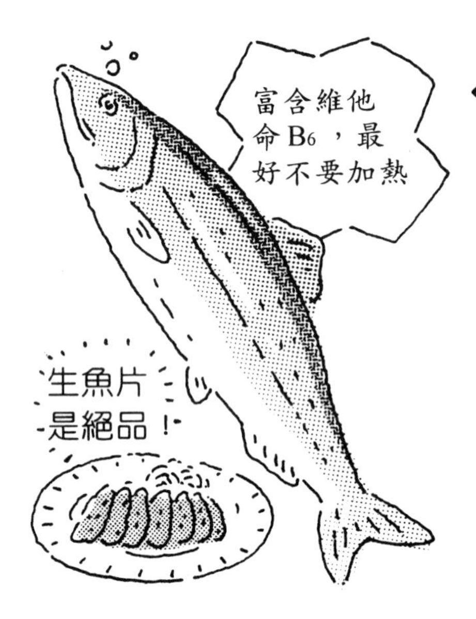

●鮭魚有回歸母川的習性

通常在北洋的鮭魚科的魚會溯溪至上游產卵，再回到海中生長。幾乎都有回到母川產卵的性質，稱之為回歸母川。

平常所說的鮭魚是指白鮭魚，身長為七〇～八〇cm，背部呈深青色，腹部呈銀白色。和其他的鮭魚不同的是，身體有黑色斑點為其特徵。

白鮭魚因時期的不同，稱呼也不一樣。五～六月時，在北洋捕獲的白鮭魚稱為時不知，秋天時捕獲的白鮭魚稱為秋味。

除此以外，紅鮭魚被稱為鯡鮭或國王鮭，也有大將鮭等，都是鮭魚的種類。

●盡可能不加熱來吃較佳

鮭魚從頭到尾都可以吃。

魚肉可以用鹽烤或作薰鮭魚排，這是一般的作法。活的時不如冷凍起來，再解凍成半解凍狀態，作為生魚片來吃，會是一道美味的料理。鮭魚含有豐富的維他命B_6，這種維他命最怕熱，不加熱而生吃是最理想的吃法。

北歐人會用鹽醃鮭魚，或用油、醋，甚至香味蔬菜來泡漬，作成醃漬鮭魚。這種不需加熱的鮭魚非常美味，也是生活的智慧之一。

鮭魚頭被稱為冰頭，有軟骨，泡在醋中可以作成「醋漬冰頭」，成為珍貴的下酒菜。而且這部分含有豐富的黏多糖。黏多糖是關節和關節之間的一種潤滑物質。

此外，也可以用來煮火鍋。鮭魚卵用醬油或鹽調味，是一道高級料理。

●EPA（IPA）能降低膽固醇值

鮭魚是游在海面上的魚，含有豐富的EPA（IPA）。這種EPA（IPA）是一種不飽和脂肪酸，能夠降低中性脂肪或膽固醇質，使濃稠的血變得純淨。

能夠預防動脈硬化、高血壓等，可以預防腦中風、心肌梗塞等國人常罹患的成人病。

●維他命 B_6 能夠提高蛋白質的消化吸收，而且強化腸胃和防止老化

鮭魚含有豐富的維他命 B_6 為其特徵。維他命 B_6 有助於蛋白質和脂肪的代謝，促進必須氨基酸中的色氨酸，形成菸酸（維他命 B_3）

貧血的人或攝取較多蛋白質的人，必須攝取維他命 B_6。如果只大量攝取蛋白質而不攝取維他命 B_6，在體內會產生有害物質，形成動脈硬化或心臟病。

鮭魚所含的維他命 B_6 能夠促進菸酸的產生。菸酸是代謝方面不可或缺的營養素；也是腸胃較弱，經常下痢的人不可或缺的維他命。

此外，還能促進老化的核酸的合成，對於皮膚疾病也有預防效果。

由於維他命 B_6 的作用，體內能夠形成菸酸。罹患皮膚疾病或下痢的人，可以藉著攝取鮭魚來改善這些症狀。

◆北歐的傳統風味

醃漬生鮭魚的作法（二人份）

①、生鮭魚二片撒上四～五大匙鹽，置於冰箱中浸漬一天（不用生鮭魚，用鹽漬鮭魚亦可）。

②、用醋把鹽洗掉，切成薄片。

③、置於密閉容器中，再加入四分之一個薄切成片的紅蘿蔔、三分之一個切成薄片的洋蔥、數片檸檬片、切碎的荷蘭芹少許，還可依照自己的喜好加入生菜（芹菜、小蘿蔔等）。

④、將二分之一杯的沙拉油、四分之一杯醋，以及少許鹽和胡椒混合成醬汁，淋在鮭魚和蔬菜上。

⑤、蓋上蓋子，放在冰箱中浸漬一天左右。途中攪拌一～二次，使其入味，然後嚐嚐味道，裝在盤中。

★如果買得到蒔蘿的香料，也可以加入浸泡，而更接近北歐風味。此外，④所用的沙拉油可以放入小鍋中，然後爆香二分之一片大蒜，使其味道滲入沙拉油中，以增添風味。

金槍魚

利用冷凍法終年可以攝取得到。健康的紅肉為值得攝食的部分。

藥效

防止老化／預防動脈硬化
預防心臟病／恢復視力

紅肉是
美容食
富含
牛磺酸
含有豐富的
維他命E

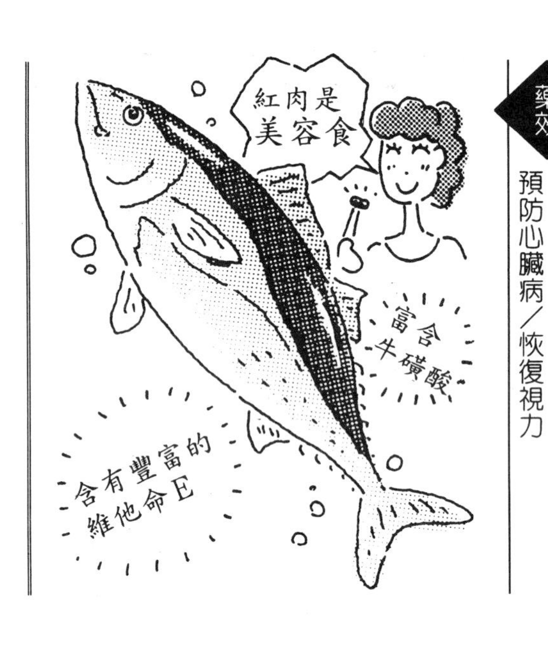

●年年居高不下的黑金槍魚

金槍魚的種類很多，有身長三公尺的巨大黑金槍魚、大眼金槍魚、黃肌金槍魚、長鬢金槍……等等。

平常所說的金槍魚是指黑金槍魚，近年來漁獲量減少，甚至被列為禁止漁獲的對象。價格不菲，一般平民幾乎不可得。

在超級市場或壽司店看到的是大眼金槍，眼大體型圓為其特徵。

黃肌金槍也是常吃到的魚，色稍呈黃色而以此命名。

長鬢金槍魚的胸鰭很長為其特徵，經常出現在壽司店的料理中。

●除了當作生魚片以外，還可以有很多美味的吃法

金槍魚可說是生魚片的代稱，沒有魚腥味，非常美味，適合當作生魚片來吃。實際上，除此以外很多人都不知道有其他的吃法。這種營養豐富的魚只要多下點工夫，就可以讓金槍魚的料理出現在餐桌上。

市面上銷售的被當作生魚片，切剩的金槍魚肉用來煮或是加入海帶芽等浸泡在醋中，適合當作下酒菜。金槍魚加入蔥來煮成火鍋，是江戶人所喜愛的風味。金槍魚煎來吃的西式作法，也很美味。

選購時，要買有光澤的金槍魚，顏色為辨別鮮度的重點。如果顏色暗淡即表示不新鮮。不過最近都是冷凍的魚肉，要由顏色來區分實在不容易，所以最好是選擇值得信賴的魚店來購買。

●紅肉是高蛋白，低熱量的美容食品

金槍魚含有豐富的良質蛋白質和脂肪，幾乎可以和蛋、肉所含的蛋白質和脂肪相匹敵。

不過要注意的是紅肉和肥肉的熱量差異。鮭魚紅肉一〇〇g中的脂質是一・四g，含有一三三卡路里。肥肉部分一〇〇g中的脂肪為二四・六g，非常高，能量為三二二卡路里。脂質和熱量都高於鰻魚。

肥胖者和中老年人要避免吃肥肉，而盡量選購高蛋白、低熱量的紅肉。

●含有充分的「返老還童維他命」維他命E

此外，金槍魚富有維他命Ｅ。維他命Ｅ能調整性荷爾蒙的分泌，能夠抑制血液中不飽和脂肪酸的氧化，有抑制促進老化物質的作用。

因此，能保持血管年輕，防止老化。此外，維他命Ｅ也具有使細胞健全的作用。

金槍魚稍呈發黑的魚背部分的肉與脂肪多的部分，含有豐富的維他命Ｅ。不過有些人說背部發黑的肉有腥味，只要靈巧地去除腥味就能夠攝食。

●背部發黑的肉含有豐富的牛磺酸，能夠預防心臟病

但是金槍魚背部發黑的肉含有引人注目的營養素，即含有豐富的牛磺酸，為氨基酸的一種。

烏賊、章魚、貝類等也含有豐富的牛磺酸，不過金槍魚背部發黑的肉含量更豐富。牛磺酸能夠減少血液中的膽固醇，使血壓正常化，預防動脈硬化或心臟病。

過了中年以後會有人擔心罹患高血壓或動脈硬化，這時可以多攝取含有豐富牛磺酸的金槍魚背部的肉和其他的魚貝類。

●具有恢復視力的效果

牛磺酸也有恢復視力的效果。

戰時，飛行員們常煮章魚湯來喝，認為可以恢復視力。在「章魚、烏賊」一項中會介紹。金槍魚背部的肉所含的牛磺酸也不比章魚遜色。章魚一〇〇g中所含的牛磺酸為六四三mg，而金槍魚背部的肉一〇〇g中有九五四mg之多。

金槍魚背部的肉非常便宜，可以積極地攝取，有助於恢復視力。

◆金槍魚背部的肉營養價值高且便宜

用醬油糖煮金槍魚背部肉的作法（二人份）

①、金槍魚背部的肉一〇〇g切成二cm的方塊，放入鍋中汆燙以後撈起，把水倒掉。

②、在鍋中加入三大匙醬油、一大匙砂糖和四大匙酒，放入金槍魚一起煮，還可以加入少量的薑汁。

③、醬汁煮乾即可盛盤。

鰹魚

五~七月為盛產時期。初鰹有初夏的風味，常是詩句的題材。

藥效 預防心臟病／預防動脈硬化／視力減退

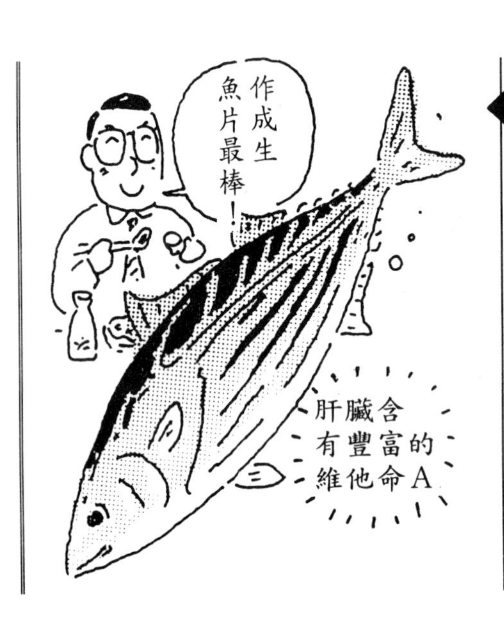

●從夏至秋季魚肉有脂質，非常美味

看到青葉山便想到初鰹……。一些著名的詩句都會提到鰹魚這種回遊魚，幾乎都是在春初出現在四國海邊，逐漸北上。到了夏天時，已經到達三陸。

春天時期，四國的鰹魚並沒有脂質。一直北上至關東海邊，這時捕獲的鰹魚脂質最恰當。從夏天到秋天，鰹魚已經到達三陸沿岸，這時可以吃到含有充分脂質的鰹魚。

江戶人喜歡初鰹的風味。到了關東海邊的鰹魚已經富有脂質，所以非常美味。

●使用藥味消除腥味

鰹魚會讓人聯想到生魚片，尤其添

加了許多藥味可以成為一道下酒菜，是人間美味。除了可以生食以外，背部的肉味道較重，最好用來煮或蒸，保存性較高。自古以來都作成小菜。

最近幾乎家家戶戶都整條購買，有機會買到整條的鰹魚時，最好是選擇頭部為青綠色，富有光澤的。如果是購買已經殺好的魚時，要選擇呈鮮紅色，富有彈性的魚肉，即表示新鮮。

無論如何，使用藥味來去除這種魚的腥味，為食用時的重點。

●EPA（IPA）能夠預防成人病

鰹魚含有蛋白質和維他命B_1、B_2，是營養價值極高的魚。

和其他的紅肉魚一樣，含有豐富的EPA（IPA）等不飽和脂肪酸。EPA可以降低血液中的膽固醇和中性脂肪值，具有預防心臟病、動脈硬化等成人病的作用。

●肝臟含有充分的維他命A

也許大家都不知道，鰹魚的肝臟非常營養，其中富含維他命A。

維他命A能夠增強對於細菌的抵抗力，缺乏時會導致視力低落。

俗諺謂：「肝臟對眼睛有益。」自古以來漁夫們都為了爭肝臟而大打出手。

土佐用鹽醃鰹魚的肝臟和胃。三浦半島的漁村，村人用醬油來醃漬鰹魚的肝臟和背部的肉。由漁夫身上就可以知道鰹魚的肝臟對身體有益。

●活用營養豐富的乾鰹魚

鰹魚除了如此料理以外，也可以作成加工食品，如乾鰹魚即是令人注目的。乾鰹魚所含的養分和鰹魚一樣，尤其所含的蛋白質高達七五％以上，以及脂肪、鈣、鐵、維他命B_1、B_2等。

乾鰹魚的製作過程中，會使肌苷酸和組織胺鹽等增加，味道也變得更加甘甜。乾鰹魚可以長期保存，以前乾鰹魚一直被軍隊當作貴重的軍糧。在戰場上飢餓的時候，吃乾鰹魚可以使人產生力量。最近在家庭中也被當作災害時期的非常食品，因此乾鰹魚已成為常備食品。

其保存性高，營養豐富，可以直接吃，不需調理，是非常理想而優異的食品。

◆鰹魚只要下點工夫就可以增添美味

自製的半乾鰹魚的作法（一條份）

①、將帶皮的鰹魚四半片（經過三片處理的肉片縱切成二片）淋上一小匙鹽和二～三大匙酒，用手搓一搓。

②、放在盤子上，再置於有蒸氣的蒸鍋中，蒸二十五～三十分鐘。然後直接使其冷卻。

③、用鐵籤串起冷卻的鰹魚，放在大火上烤至呈金黃色為止。

④、充分冷卻以後，用保鮮膜包起來，放進冰箱中冷藏。

★自製的半乾鰹魚和市售的一樣，可以用刀子切來醋漬或煮。用水泡開以來，可以當作鹹飯的材料，用來炸。

這是一種保存食品，為自製食物，要盡早使用。

鰻魚

夏至秋為盛產季節，是著名的夏日懶散症的特效藥
通常調理法為蒲烤或乾烤。

藥效

夏日懶散症／預防視力減退／夜盲症／強化皮膚粘膜／恢復體力

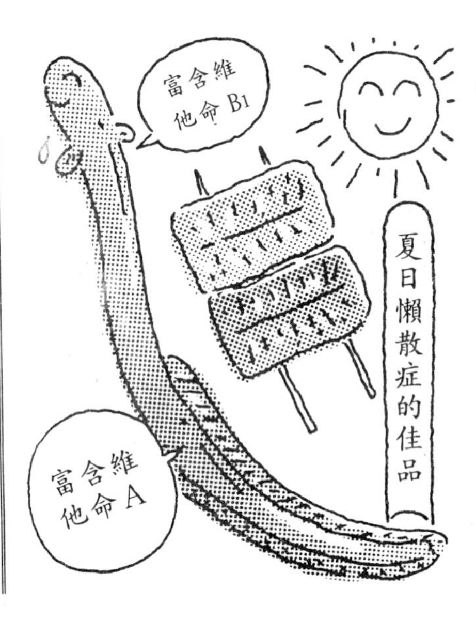

●自古以來就吃鰻魚

萬葉集一書中，便有有關於鰻魚的記載。當時的人早已經知道鰻魚對於夏日懶散症有效。

不只是日本人，歐洲人也常吃鰻魚。通常是作為燉煮料理或配芹菜吃。

中國料理中也常使用鰻魚，大多是切成大塊來調理。例如：鰻魚剖開以後，沾醬汁來烤。蒲烤的料理法大概只有日本才盛行。

鰻魚是營養的代名詞，為夏日懶散症的特效藥，實際上是否如此呢？鰻魚含有豐富的蛋白質和脂質，以及鈣、磷、維他命B1、鐵等。

夏日懶散症的原因之一為缺乏蛋白

質和脂質。以往的飲食生活就有這種傾向。但是鰻魚含有充分的蛋白質和脂肪。夏日炎熱時期食慾低落時，只要攝取少量鰻魚，就可以攝取到很高的熱量。

此外，夏日無力是因為缺乏維他命B_1，而鰻魚一〇〇g中有〇・七五mg，比豬肉所含的維他命B_1的含量更高。因流汗而喪失的礦物質能夠藉此而獲得補充。

「夏日懶散症要用鰻魚」，其實有營養學的證明，這也是古人的智慧。

●維他命A能夠強化皮膚粘膜，預防疾病

鰻魚的養分最引人注意的是維他命A。

鰻魚含有令人驚訝的維他命A含量，一〇〇g中約含四七〇〇IU，為牛肉的二百倍。成人一天的維他命A所需量為一八〇〇～二〇〇〇IU，吃一串薄烤鰻魚就可以攝取到所需量。

一般人都知道維他命A對眼睛有益，可以預防視力減退和治療夜盲症。

其實維他命A的效果不只是如此而已，還能夠強化皮質粘膜。一旦缺乏時，呼吸器官系統感染病的抵抗力就會降低。此外，也能夠使疾病盡快恢復，促進成長。

但是維他命A攝取過量會產生過剩症，要特別留意。

鯉魚

中國視之為格調高的魚，為川魚之王。

藥效 強壯／恢復體力／水腫

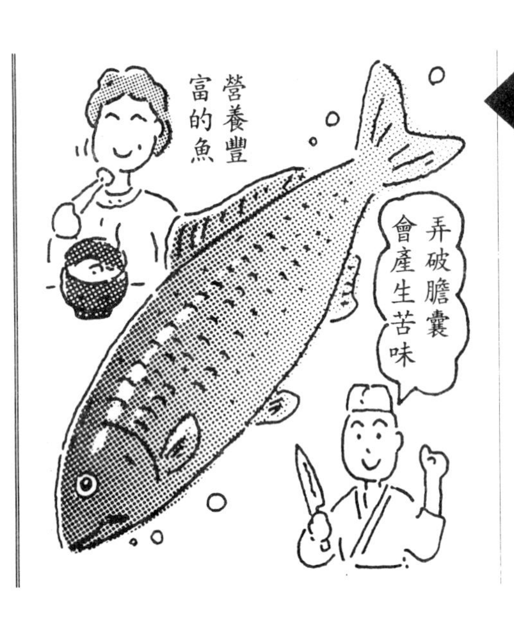

●真鯉、黑鯉為食用魚

在日本全國各地都可以看得到的淡水魚。本來是屬於雜食性的魚，能棲息在任何水質中。自古以來在沼澤或水田都可以見到其蹤跡。

食用的鯉魚為真鯉和黑鯉，錦鯉和緋鯉則作為鑑賞用。食用的鯉魚有天然的和養殖的。天然的以利根川產的最著名，養殖的則以長野縣佐久的鯉魚最有名。

通常藍鯉魚是買生的，這是基本。這種魚的鮮度會急速降低，調理時要特別留意。在超級市場不容易見到，因為其鮮度很快降低。

●要注意不可弄破膽囊

調理法很多，可以炸或煮。不過在調理時要特別留意。如果弄破了膽囊會很苦，所以非由專家來處理不可。

●具有強壯與病後恢復體力的效果

自古以來鯉魚被當作滋養體質的魚。實際上鯉魚含有豐富的蛋白質、脂肪、維他命B_1、B_2等。

因此，虛弱體質的人和病後正處於復原期的人，都會煮鯉魚來吃。不過鯉魚含有相乘酶這種維他命B_1的分解酵素，要使用加熱的料理法。

●能夠促進母乳的分泌，有助於產後恢復

鯉魚的皮、鱗、內臟等，含有豐富的維他命A、膠質的黏多糖類。內臟、骨頭一起煮的「濃稠鯉魚」料理，完全能攝取鯉魚的養分，是有智慧的煮法。這種料理能促進母乳的分泌，對於產後體力的恢復也有卓效。

●有利尿效果，能夠消除水腫

煮的鯉魚有利尿效果，有助於消除水腫。鯉魚的利尿效果被廣泛利用，除了日本以外，在中國也被當作藥膳，會加入陳皮或紅豆一起煮。這種料理能調整新陳代謝，對於因水腫而感到煩惱的人有效。

◆促進母乳分泌，對於產後體力恢復有效

紅頭鯉魚的作法（四～五人份）

①、刮除鯉魚的鱗片，切下頭部。

②、小心地切除胸鰭下面的膽囊（有食指前端那麼大，呈黑色的）。

③、拿出內臟，把鯉魚放在竹簍上，用熱水淋過。

④、把鯉魚放入鍋中，加入熱水（九～十杯）和二分之一杯日本酒，用弱火煮二個小時以上。

⑤、加入味噌一〇〇g，煮一小時即可盛盤。

最近很少見的精力食品，備受歡迎。

泥鰍

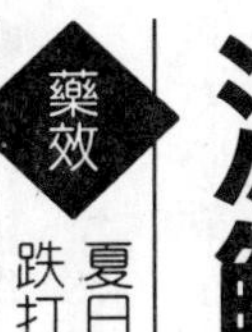

藥效

夏日懶散症／增強精力

跌打損傷／扭傷

柳川鍋料理能夠增強精力
富含蛋白質與維他命A

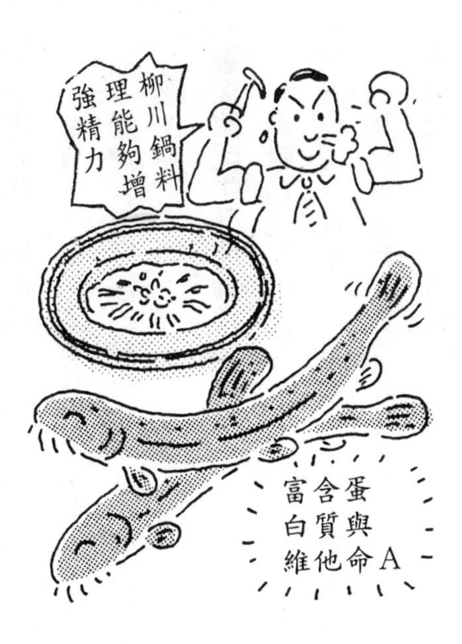

●輸入的和養殖的泥鰍遽增

泥鰍屬於泥鰍科，為淡水魚。自古以來到處都可以捕獲，價格非常便宜。尤其是在關東地區經常食用，夏天裡到魚店去一定可以買得到。

最近幾乎在魚店都看不到泥鰍，可是在江戶的鄉鎮經常可以看見泥鰍料理店，受到大家的歡迎。輸入的和養殖的泥鰍與日俱增。

大條的泥鰍較好吃。一般的料理法為柳川鍋和蒲烤，或是煮成湯或整條來煮。

●與鰻魚並列為夏季的精力食品

歲時紀中，有「泥鰍湯」的夏季季語。和鰻魚一樣，能夠預防夏日懶散症，是增強精力的食品。

事實上，泥鰍含有豐富的蛋白質，以及維他命B_2、A、D等，是理想的精力食品。鰻魚含有豐富的維他命A是眾所周知的，也許你並不知道泥鰍也含有豐富的維他命A。

●泥鰍配牛蒡能夠增強精力

泥鰍湯或柳川鍋都會加入牛蒡。牛蒡含有纖雜質，而且泥鰍所含的精氨酸具有增強精力的效果。二者相輔相成，更能提高強壯效果。

泥鰍與含有脂質的鰻魚相比，幾乎不含脂質。調理整條鰻魚，連骨都可以吃，能攝取到鈣質和內臟的養分。

●跌打損傷、扭傷時當作濕布藥使用

自古以來，泥鰍被當作外用的藥廣泛使用。把泥鰍敷在跌打損傷或扭傷的患部，具有吸熱、緩和腫痛的效果。

指尖化膿（疼痛）也可以敷泥鰍，並且常更換，可以盡早排除膿而治癒。

以往不像現代一樣有濕布藥，泥鰍就是非常優異的貼藥。還可以用來治療丹毒、關節炎、腫疱等，用泥鰍皮黏著的部分來貼患部是最重要的。

◆具有防止夏日懶散症的效果

泥鰍湯的作法（二人份）

①、把八～十隻活泥鰍放入鍋中，再加入一杯米酒，這時泥鰍會醉倒。放置一會兒。

②、泥鰍用水洗淨，加入二杯高湯，少許削成薄片的牛蒡和二大匙味噌，煮三十分鐘。

③、盛碗後，撒上少許蔥花。

★用酒把生泥鰍醉倒，這種處理方式一點也不麻煩。

日本人所喜好的獨特味道，應用在各種料理上，賦予人體健康的海鮮。

章魚、烏賊

藥效　預防肝病／預防動脈硬化／預防高血壓／恢復視力／防止抽筋

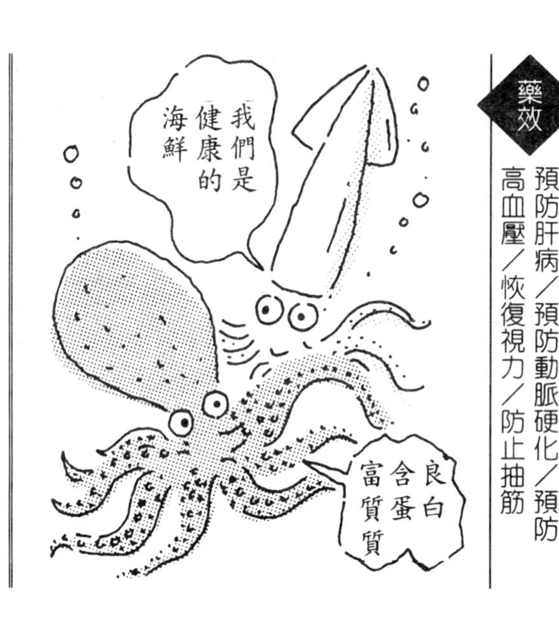

●真正的頭部在腳跟處

章魚是八隻腳的軟體動物，有真章魚、水章魚、米粒章魚等。

烏賊是十隻腳的軟體動物。蒙古烏賊的背部有甲殼，沒有甲殼的則包括魷魚、槍烏賊等。

自古以來在近海都可以捕獲章魚和烏賊，為一般庶民所利用。最近亂產，捕獲量遽減，因此冷凍物逐漸增加。市面上銷售的章魚幾乎都是「非洲章魚」的冷凍物，是在印度洋和大西洋等捕獲的。

章魚和烏賊在大頭下有眼和口，其下則為奇怪形狀的腳。其實我們所看到的頭部是身體，其中有內臟和鰓。大家都不知道，真正的頭是在腳的根部，即在口稍往上的部位，這部分有眼睛。

●烏賊身體的顏色和章魚身上的彈性是分辨鮮度的秘訣

烏賊和章魚很快就腐敗，購買時必須注意其鮮度。

烏賊要看身體的顏色。剛捕獲的烏賊全身是白色的，會慢慢地變成黑紅色。一般富有彈性，呈黑紅色，有光澤為新鮮的證明。活的烏賊腳會動，而且會吸在手上。

經過一天以後，白色會逐漸地改變。雖然是白色，但是和剛捕獲時的半透明感不一樣，會隨著時間的流逝而變得不透明，接著會泛紅。

新鮮的烏賊最好是當生魚片來吃，切成細絲，再淋上薑醬油，有如吃素麵一般，味道甘甜，風味絕佳。此外，也可以用來煮、烤、炸，幾乎可以採用任何料理方法。

另一方面，市售的章魚幾乎都煮熟了。腳捲成圓形，身上有彈性，都是較新鮮的。如果整體呈白色且破皮，即表示不新鮮。

近海捕獲的章魚和輸入的章魚相比，顏色較深，呈紫黑色。尤其在吸盤處呈現紫黑色的就是近海捕獲的章魚。吸盤的顏色較淡，呈粉紅色的是遠洋捕獲的「非洲章魚」。

章魚可以作成生魚片或醋漬料理，或當作壽司和關東煮的材料。像烏賊一樣，應用範圍很廣。

●高蛋白、低脂肪的健康海鮮

有些人認為烏賊和章魚的營養價值比魚類低。的確，蛋白質一〇〇g中，烏賊為十五・六g，章魚為十六・四g，比其他的魚少。不過氨基酸的平衡佳，是攝取良質蛋白質的素材。

二者都是低脂肪，有獨特的甘美味道。口感佳，用油調理可以增添風味，非常美味，是老年人和節食期間者最理想的食品。

最近很多年輕人和小孩都不喜歡魚，對魚敬而遠之的這些人，都很適合吃章魚和烏賊。

●含有豐富的牛磺酸，能夠強化肝臟

章魚和烏賊最引人注意的是含有豐富的牛磺酸。牛磺酸是氨基酸的一種，能夠提升肝臟的解毒能力，有預防肝病的效用。這在醫學上已經獲得證實。聽說酒精使肝臟產生問題時，牛磺酸對於此能產生療效。常喝酒的先生們要積極地採用。

以前有人認為章魚和烏賊是膽固醇較多的食品，因此膽固醇值高的人都避免吃這類食物。最近醫學上已經證明，烏賊和章魚中所含的牛磺酸都能夠降低血液中的

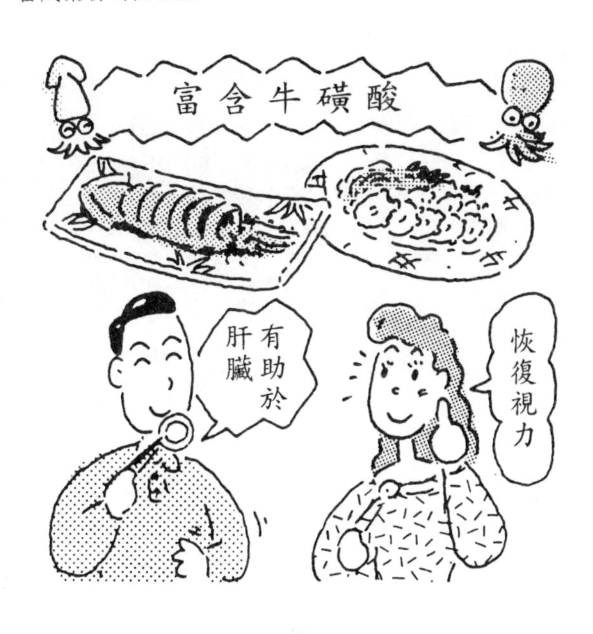

膽固醇值。牛磺酸發揮了效果，而降低了膽固醇，所以可以安心地食用。

反之，牛磺酸可以溶化造成膽固醇的膽結石，適量食用應當是利多於弊。

當然，不需擔心膽固醇問題的人也要積極地食用，才能夠預防動脈硬化、高血壓，提高肝功能。

●對於恢復視力有卓效

牛磺酸另有驚人的效用，即恢復視力。

日本在戰時飛行員視力低落時，會煮章魚湯來吃。因為章魚湯中含有牛磺酸。

近視、遠視的視力障礙則另當別論。如果沒有特殊原因而覺得視力不佳、眼睛發赤，可以下意識地多攝取含有牛磺酸的食物，以恢復視力。

●以往章魚是結核病的藥，烏賊的甲殼是治療氣喘的藥

民間療法中常使用章魚和烏賊。

江戶時代，把章魚湯當作結核藥。用章魚湯來清洗痔瘡患部，有助於提早痊癒。

在韓國也把曬乾的章魚煎水，讓病人飲用，有助於恢復其體力。

烏賊、魷魚切成小塊含在嘴中，能夠防止嘔吐。尤其對於防止暈車有效，孕婦吃了也能減輕孕吐。

把蒙苦烏賊的甲殼晒乾以後磨成粉，對於氣喘有效。

十一～四月為盛產季節，被譽為「海的牛奶」，是營養豐富且味道濃厚的貝類之王。

牡蠣

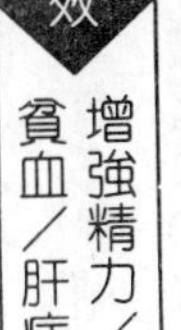

增強精力／強壯／貧血／肝病

牡蠣中的鋅是男性精力的補品

也含有豐富的糖原

●滋養豐富，冬天的美味

日本各地的內灣幾乎都產牡蠣。最近幾乎都是養殖的，以宮城縣和廣島縣所養殖的最著名。

在超級市場中銷售的都是已經剝好的牡蠣，如果淋上檸檬汁是最佳的美味。除了可以生食以外，還可以用來炸、煮火鍋、牡蠣飯等，有各種的調理方法。

呈乳白色且隆起，是新鮮良質的牡蠣。

有人說：「在英語月分中，最後有R的月分來吃牡蠣最佳。」不知道你是否知道呢？

總之，冬天時吃牡蠣較安心。除了這幾個月分以外，夏天是產卵時期，由於身上的養分都用盡了，味道也較差。甚至有毒化的問題，最好不要吃。

●鋅是男性精力的秘密

牡蠣含有豐富的鋅，是所有食品中的含有率最高的。

鋅與男性荷爾蒙有關，據說能夠提高精力。此外，還能夠消除視神經的疲勞，具有安定精神的效果。男性充分攝取牡蠣，會精力百倍，消除失眠等問題。

最近聽說牡蠣能夠預防癌症，而深受大家注意。

●糖原是精力之素

有「海的牛奶」之譽的牡蠣，含有充分的糖原。糖原是動物性的澱粉，為聚集葡萄糖的多糖類。一般儲存在肝臟和肌肉中，在身體需要能源時，就會分解為葡萄糖。由個人身上所存留的糖原的多寡，就可以判定一個人的精力。

含有多量糖原的牡蠣，能夠強化體力，對於貧血也有效。

●肝臟病患的飲食

此外，牡蠣對於肝臟有良效。高蛋白、低脂肪的牡蠣是最適合慢性肝炎患者的飲食。

除此以外，還含有充分的鐵、鈣、碘、維他命A、B_1、B_2等，容易消化，是值得推薦給病人的食品。

◆在飯中加入美味的牡蠣

牡蠣飯的作法（二人份）

①、小粒的牡蠣二〇〇g用鹽水洗過以後，放在竹簍上，用熱水燙一下。

②、二杯米加入二杯高湯，以及一大匙醬油、三大匙酒、少許鹽，一起煮。

③、煮沸以後，放入牡蠣攪拌一下。

④、蒸過以後，加入少量鴨兒芹，整體攪拌以後，盛碗。

蛤蜊、蜆

在日本最普遍的貝類，湯中的美味。

藥效
黃疸／貧血／肝病／美肌

濃縮的蜆汁是肝病的特效藥
濃縮蜆汁
蛤蜊富含維他命A

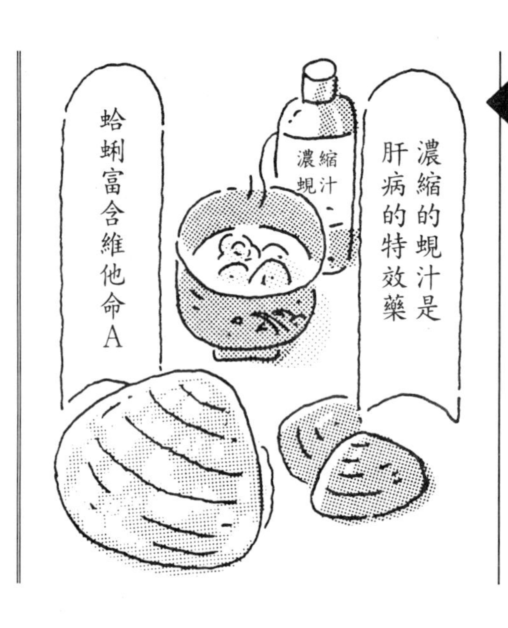

●海可以捕獲蛤蜊，湖可以捕獲蜆

蛤蜊和蜆是日本最普遍的貝類。日本內灣和淺海幾乎都可以捕獲蛤蜊，以春、秋二季的捕獲量較多。這時期的蛤蜊肉也較厚，味道鮮美。六～九月為產卵期，會有毒性。在這時期要避免食用蛤蜊。

蜆大多產於海水與淡水交界處。島根縣的宍道湖、濱名湖、霞浦等，都是著名的蜆產地。在寒冷時期盛產者，稱為寒蜆。另外也有土用蜆。古人有在夏天吃蜆的習慣。

●所含的牛磺酸等能維持肝機能

蛤蜊和蜆的養分類似。蛤蜊所含的營養素比蜆稍微少，但是含有較多的維他命A。自古以來都被當作黃疸的治療藥。

這是因為蛤蜊和蜆含有豐富的維持肝機能的牛磺酸和谷胱氨酸。尤其濃縮的蜆汁被視為肝病的特效病，在民間療法中常使用。

蜆的蛋白質評價（評斷蛋白質的優劣。最高值是蛋白質一〇〇分，青花魚九一分，竹筴魚八九分。數值越高者，則為良質蛋白質）是滿分，吸收良好，含有能夠提升肝功能的牛磺酸。

●滋潤皮膚，改善血色

富含鈣，鐵、維他命B_2等。

此外，也含有卵泡荷爾蒙，能潤澤肌膚。同時，豐富的鐵分，能夠改善貧血，使血色變好。

●能夠補給珍貴的維他命B_{12}，預防肝病

值得注意的營養素維他命B_{12}。具有促進成長及預防肝病的效果。嚴重不足時，導致貧血。蛤蜊、蜆則是能補充維他命B_{12}的有利食品。

◆對肝病、貧血有效

濃縮蜆汁的作法

①、蜆四～五 杯和一公升的水放入鍋中，用小火加熱。

②、煮一個小時。撈出蜆，煮到湯汁剩下三分之一量左右。

③、裝入瓶中，保存於冰箱內。

★一天三次，一次喝一小杯。覺得難喝時，可加入少量的鹽來調味。此外，可混入味噌湯中來喝。

第5章

當成藥物的
調味料和加工食品

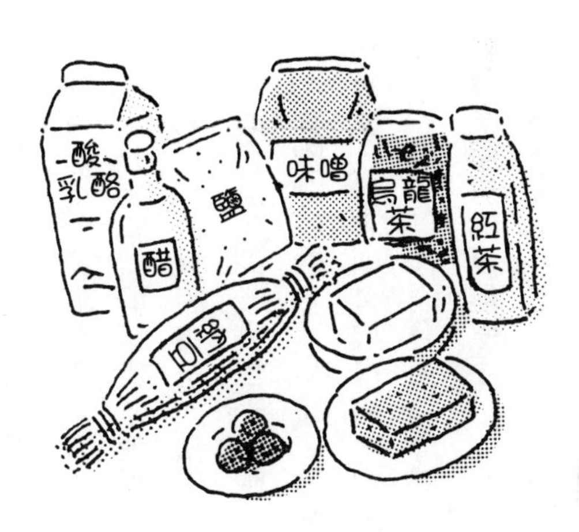

過剩攝取是高血壓的原因，飲食時要減少用量。

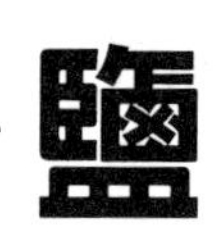

藥效

健胃／感冒／宿醉／止血化膿／牙周病／下痢／腹痛

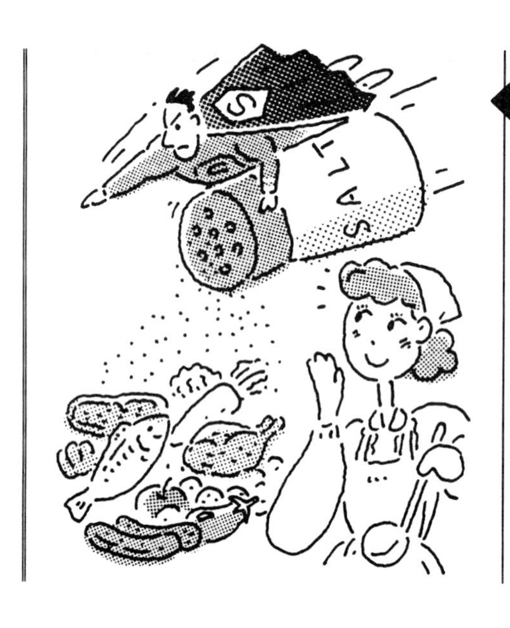

●舊石器時代即存在的最古老調味料

鹽是人類不可或缺的食品。

一說在舊石器時代，鹽就已經存在於地球上，是最古老的調味料。

只是，當時鹽是被當成保存料及藥品來使用。如果說鹽是人類生活中不可或缺的食品，則一點也不誇張。

食鹽分為海鹽及岩鹽二種。歐洲多為岩鹽，日本則是取自海水中的海鹽。最近，科學已經開發出製造鹽的方法。

●鹽是廚房的萬能選手

鹽是做菜時不可或缺的調味料。因用法不同，料理的味道也會改變。不過，除了當成調味料以外，尚有其他各種不同的效用。

首先，鹽可以去除澀味，減少食品原有的味道。此外用來醃魚，具有瀝除水分，使肉緊縮的效果。還可以用作鹽漬，因為鹽具有很強的防腐能力，這些是古代人的智慧。

用鹽水洗水果，或用鹽來洗鹽漬的魚，是為了讓其中「鹽分」滲出，顯示鹽在料理上的用途相當廣，可謂超人。

而且依據用途不同，鹽有各種種類，例如粗鹽、精製鹽、低鈉鹽等。

●氯化鈉能夠調節血壓的浸透壓

在科學上，鹽是氯化鈉結晶。氯化鈉是金屬鈉和氯化合而成，也被稱作氯化蘇打。

氯化鈉進入人體體內，能夠調節血壓的浸透壓，能夠因應興奮的肌肉和神經，是人類生理上不可或缺的物質。

相反的，如果攝取過剩，鹽分和鈣的平衡就會崩潰，血壓上升。因此要注意不可攝取過多。

●用來治療感冒和當作催吐劑

鹽也具有藥效。

在茶中加入鹽做成鹽茶，是健胃劑，據說可以整腸。

飲用鹽茶，再用鹽水搓背部和腳，而後用毛巾拭乾，可以治療感冒。同時用來治療宿醉也有效果。

鹽亦可作為催吐劑，吃壞肚子時即可派上用場。把二十～二五g的鹽加入一杯熱開水中，飲用即催吐。

●止血、防止化膿、洗淨鼻子

對於割傷、出血、化膿也能產生療效。直接把鹽水抹在傷口上，雖然會有些痛，但是很快就能止血，也不會化膿。

也具有洗淨鼻子的效果。洗臉盆中盛滿鹽水，用單邊的鼻孔輪流吸入鹽水，鼻子的粘膜炎就能治療。平常就這樣清洗鼻子，比較不容易感冒。

●對牙周病、下痢、腹痛也有效

以前的人用鹽刷牙，現在也有含鹽牙膏。鹽能夠使牙齦堅固，可以預防牙周病。

所謂鹽浴就是在洗澡水中加入一把鹽，據說能促進新陳代謝，消除疲勞。如果腳浮腫或感覺疲勞，用熱鹽水泡腳可以改善。

下痢或腹痛時，用紗布包鹽敷在患部，再放熱毛巾，就能緩和疼痛，據說可以治癒下痢。

如果想要產生這些藥效，必須使用天然的鹽，利學製造的鹽沒有效果。

烤鹽溫熱法

◆對腹痛、下痢、肩膀痠痛有效

①、把一kg食鹽放在平底鍋中，用中火加熱。
②、炒五～六分鐘，將手放在鹽上，感覺到溫熱即可熄火。
③、用紗布做成布袋，將鹽裝入，綁緊封口。
④、用三～四條毛巾包好。
⑤、敷在腹部或肩膀的患部溫熱。覺得冷了時就把毛巾拿掉，要溫熱四十～五十分鐘。

醋

具有很強的殺菌力，
是民間療法經常的調味料。

藥效

消除疲勞／肩膀痠痛／防止肥胖／高血壓不孕／狐臭／香港腳／預防動脈硬化

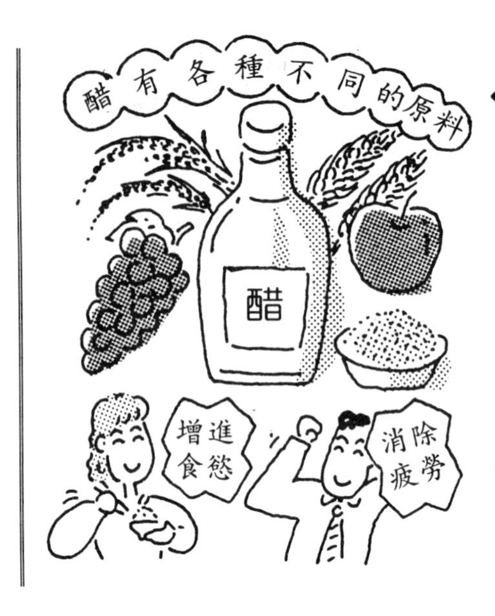

●味道良好、營養價值高的米醋

醋是自古以來就在使用的調味料，日本所做的醋都是米醋，歐美則以葡萄為主流，這是因為他們製作葡萄酒的緣故。除此之外，歐美人還用蘋果、蜂蜜、啤酒來做醋。

醋有釀造醋和合成醋，一般家庭用的是釀造醋。釀造醋係使用穀物、水果當作原料，因此味道和香味不一樣。

使用穀物為原料所做的醋，以米醋的味道較佳，含有氨基酸等各種有機物，是上好的醋。除此之外，還有使用小麥、雜糧為原料做成的穀物醋，以及使用水果為原料所做的蘋果醋、葡萄醋，都是釀造醋。

另一方面，合成醋是用冰醋酸釋而做成的，最近很少見到。

●醋的有機酸能消除疲勞

天然釀造醋中含有二十種以上的氨基酸，具有改善體內能源代謝的效果。

這種天然釀造醋的主要成分是有機酸，能夠清除疲勞，所以嚴重疲勞時，攝取加入醋的料理就能盡快消除疲勞。

醋的酸味還能夠促進食慾，由於疲勞而食慾不振時，這可說是一石二鳥的食物。

身體活動，肌肉中就會產生乳酸堆積，使得肌肉變硬，造成肩膀、脖子痠痛。醋中所含的有機酸進入體內能夠幫助代謝，防止乳酸聚積。

●每天飲用少量對節食有幫助

醋是消除疲勞的妙藥，也是非常優異的節食食品。醋中所含的氨基酸中的七種，被稱作抗肥胖氨基酸，具有使脂肪無法形成脂肪細胞的作用。

像這樣能夠抑制脂肪的形成，就具有防止肥胖的效果。每天飲用的話，不但能夠消除疲勞，也能防止肥胖。

此外，醋也有降低膽固醇的作用，據說可以防止脂肪肝。飲法是每天喝二～三次，一次飲用五mℓ左右。胃弱的人，或是排斥直接飲用的人，可將醋稀釋後再加蜂蜜調味，做成酸的飲料，或是做好料理，如二杯醋、三杯醋。

●蘋果醋和蜂蜜是受人注意的長壽食物

蘋果醋能增強體力，對老人的健康有貢獻，有所謂的「巴蒙德健康法」。

把二小匙蘋果醋和二小匙蜂蜜加入杯中，用水調溶飲用。據說這是美國巴蒙德州自古以來的民間療法，對高血壓、消除疲勞、頭暈有效。

炎炎夏日，食物容易腐敗，醋的強力殺菌作用可加以抑制。例如食用生牡蠣時，淋上醋或沾醋醬油，不只風味佳，還可以利用醋的殺菌作用防止牡蠣的腐敗。

醋的殺菌作用不光用在料理上，也被當作外用藥。例如狐臭，可用紗布沾醋擦拭，四～五小時就不會具有狐臭。也可當作漱口水，這是一種民間療法。

還有利用醋治療香港腳的療法。香港腳的原因是白癬菌這種黴菌，醋能夠殺死白癬菌。首先在鍋中將醋溫熱，倒入洗臉盆中，泡腳三十分鐘。每日浸泡，聽說經過幾個禮拜就治癒。

●醋蛋能夠防止高血壓和動脈硬化

醋具有溶解鈣質的作用，尤其是小魚料理使用醋，能使魚骨變軟，將整條魚都吃下去。如此一來，就能攝取所有鈣質。

醋和魚搭配的料理不勝枚舉，在營養學上來講，這是非常優異的食物。

進一步利用，讓整粒蛋連蛋殼都能攝取，這就是醋蛋。每天飲用將蛋溶化的醋，據說能夠預防肝病、高血壓和動脈硬化，而具有強壯效果。

◆對於預防動物硬化、消除疲勞、食慾不振有效

醋蛋的作法

①、取一顆蛋，把蛋殼洗乾淨。

②、拿一個大杯子，將整顆蛋放進去，再倒入一杯醋，放進冰箱內七～十天。

③、在這期間，蛋殼會變軟溶解，用筷子攪拌均勻。

④、用紗布過濾，然後裝瓶保存。每天飲用三小匙，可以直接飲用或加水稀釋。

◆對飲酒過多、下痢有幫助

醋茶的作法

①、濃茶一杯加入一小匙醋，攪拌均勻。

②、一日飲用三次。

★腹部虛弱、經常下痢的人，每天飲用會有幫助。

食用油

攝取過多造成肥胖，不足會使體調不佳，必須適量。

藥效 防止老化／預防心臟病／預防動脈硬化／消化／咳嗽／氣喘

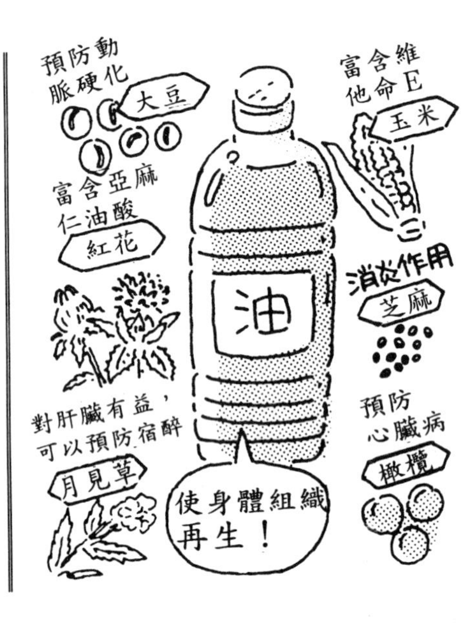

●從燃料到食用

人類利用油有非常古老的歷史，在古代猶太的書中記載著橄欖油。

十六世紀時，油炸料理法從歐洲傳入，但只有少數人才這麼做，一般平民使用食用油始自江戶時代。

江戶時代中期，使用芝麻油、山茶油、花生油，蔬菜、魚貝類使用油炸料理法已很普及，開始有天婦羅。

●被當作能量源的重要營養素

油脂是三大營養素之一，「油」是指植物性，「脂」是指「動物性」。植物性油脂大都是不飽和脂肪酸，而動物性油脂含較多飽和脂肪酸。

油脂在體內積存形成脂肪，是能量

之源。所能產生的能量相當多，一g油脂有九・一千卡能量，所以是效率非常好的能量來源。

●對體組織的再生具有重要作用

油在肝臟分解，能夠製造細胞的細胞膜，還可以供給必須脂肪酸。

最近很多人因為害怕肥胖而避免攝取油脂，結果造成缺乏而引發組織的再生能力低落，容易感染各種疾病，皮膚也變得乾燥，發生問題。所以攝取油要適量。

在飲食生活上，植物性油脂與動物性油脂一比一的攝取量是最理想的，或者多攝取植物油。

●不同的植物油之效能

都是植物油，但原料不同，效能也有別。

《玉米油》 可用來炒、炸，料理上經常使用，含有多量維他命E為特徵。如果能夠適度攝取，可使肌膚保持年輕。

《橄欖油》 歐洲和地中海沿岸都使用這種油。古埃及當作藥用。希臘附近島嶼的居民使用橄欖油，據說心臟病和癌症的比率非常低。

橄欖油能使壞膽固醇值下降，讓血液變得清爽。

《大豆油》 含有較多不飽和脂肪酸的亞麻仁油酸，能預防動脈硬化。大豆還含有卵磷脂，能夠提升腦的機能。

《芝麻油》 這是不易氧化的油，經常用來炸天婦羅。含有良質的亞麻仁油酸、亞麻酸，能夠清洗血液中的膽固醇。

具有消炎作用，自古以來在民間療法中經常使用。此外，燙傷或割傷時可用來擦拭，有抑制發炎的效用。漢方的燙傷藥「紫雲膏」中，就是用芝麻油為原料。

《月見草油》 月見草學名女松宵草，在日暮時分盛開黃色花朵，經過一晚就凋謝，英文稱作夜櫻草。據說印第安人用它療傷，煎水來喝可安定咳嗽。

這種油含有豐富的ｒ亞麻酸，有益肝臟，在飲酒前攝取不易宿醉。

根據歐美的研究報告，這是對異位性皮膚炎和氣喘有療效的油。

《紅花油》 也被叫做番紅花油。含有多量的亞麻仁油酸，一般當作沙拉醬汁，可以預防動脈硬化和心臟病。

除了這些植物油，還有菜籽油、向日葵油、花生油等。

味噌

從味噌湯到各種料理，是日本人不可或缺的調味料。

藥效　增強精力／感冒／神經痛　風濕／心臟病

日本從古至今
不可或缺的
調味料
富含必須氨基酸

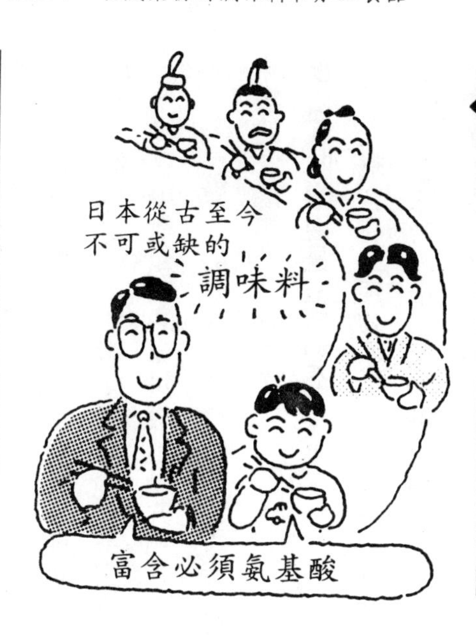

●建立味噌倉庫

味噌是日本人不可或缺的食品。很多人都以為這是日本產的，其實它是從中國和朝鮮半島傳入日本的食品。平安時代，唐僧湛譽傳至日本，一說在奈良時代由鑑真傳進。

當時不是使用「味噌」這個名字，而是叫做「密祖」或「未醬（末醬）」。以前是一顆一顆的顆粒狀，類似現代的大德寺納豆。

味噌在過去被當作重要的營養源，江戶時代的大戶人家還養有專門製作味噌的下人，而大名更建立味噌倉庫。

●約有六十種

味噌是用煮過的大豆加鹽和麴做成

的，放在木桶中，上面用重物壓，是非常優異的發酵食物。

它的製法和產地決定了種類，像是用米麴製成的米味噌，佔八成之多，如秋田味噌、仙台味噌、信州味噌都是，全國皆有製作。

還有用麥麴做的麥味噌，以九州較有名。

大豆做成的豆味噌，以東海地方的八丁味噌，具有獨特的香味和澀味為其特徵。味噌的熟成需三年之久。

●白飯味噌湯是最理想的菜單

味噌含有米所沒有的必須氨基酸，所以飯和味噌湯的組合是最理想的飲食。而且味噌湯中可以加進任何材料。

除了根菜類和葉菜類，還可以加入豆腐、海帶芽、肉類等，一次就能夠攝取到多樣食物，因此，味噌在日本人的飲食生活中相當重要。

此外，味噌還可用來煮魚、醬烤，甚至做成沙拉醬。

●防腐力強，用在保存食品上

味噌具有很強的防腐力，可以利用做成醬菜，像是醃漬蘿蔔等蔬菜，還有魚、肉，在沒有冰箱的時代，它是相當貴重的保存食品。

登山或露營時，肉類無法長久保存，可以先加熱，浸在味噌中，用塑膠袋包起來。夏天可保存二~三週，不只吃到肉，也食用了味噌，真是一舉兩得。

味噌品質以無添加物、色澤優良、含有獨特香味的較佳。

●越是未熟成的味噌營養價值越高

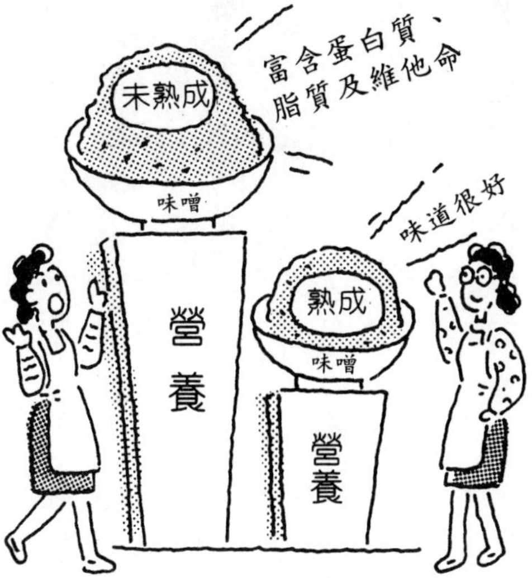

味噌是利用麴這種微生物來發酵，過程中大豆的蛋白質、脂質和維他命類就會減少。所以越是未熟成的味噌，營養價值越優異，但是熟成的味道較佳。

此外，在味噌的製造過程中，熟成的大豆蛋白質會變化為氨基酸。

●豆味噌卓越的提升精力效果

味噌的氨基酸以精氨酸最引人注意，有一陣子，流行在精力飲料中加入精氨酸，據說有增強精力的效果。

其中以八丁味噌這種豆味噌含量最

多，容易疲勞的老年人，每天飲用八丁味噌湯，或許能夠恢復精力。

此外，據說天然的谷氨酸、亞麻仁油酸能夠創造活力，並有健腦的效果。

最近，歐美人了解到味噌的好處，也開始飲用味噌湯，如此一來，味噌將遍及全世界。

●蔥湯味噌是感冒特效藥

味噌是優異的調味料，也是營養食品，自古以來就被當作藥用。罹患感冒時，最有效的療法就是飲用蔥味噌湯。將蔥白切絲，加味噌和熱水拌勻飲用，由於蔥具有使身體溫熱的效果，因此可袪除寒氣。如果嫌麻煩，只有味噌加熱水亦可。

●神經痛、心臟病用「芝麻油味噌」

民間療法中，據說芝麻油拌味噌對神經痛、風濕症、心臟病有效。

在鍋中加入味噌和芝麻油，然後加熱，將整體混合拌勻，之後每天拌飯來吃，也可以混入鰹魚屑、昆布粉和米糠等，這樣子營養價值更高，各種疾病都有效果。

◆適合虛弱體質的人，具有消除疲勞的效果

大蒜味噌的作法

①、將大蒜二粒剝皮，然後一瓣一瓣分開。
②、放入已充分產生熱氣的蒸鍋中蒸五～六分鐘。
③、趁熱用刀子將大蒜切碎。
④、取一〇〇g味噌與切碎的大蒜充分混合後放入密閉的容器。
⑤、經過一個月左右即可食用。期間要經常攪拌。
★可用來拌飯吃。

◆對著涼的感冒有效

蔥味噌的作法

①、蔥白部分切絲，準備一小匙，放入湯碗中。
②、加入同量的味噌，再沖入熱水，充分拌勻。
③、依個人喜好，可添加醬油、鰹魚屑，趁熱飲用。

少量飲用具有藥效，
過度則會造成肝臟和胃腸障礙。

酒（葡萄酒、啤酒、日本酒、藥酒）

藥效
貧血／食慾不振／便秘／失眠／咳嗽／預防心臟病／美膚

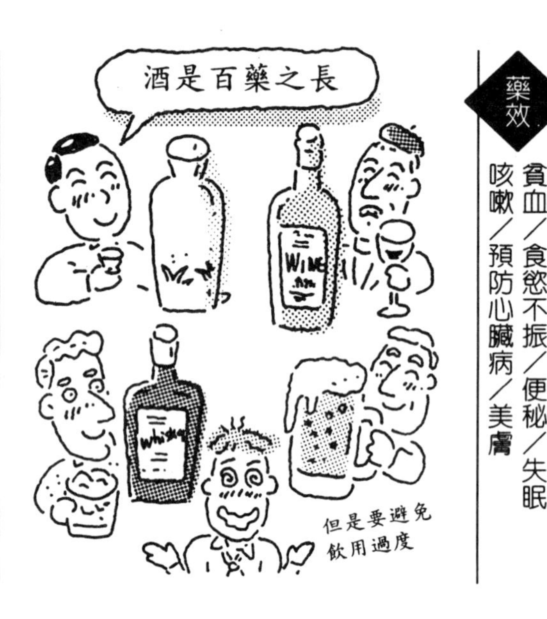

●世界各地自古以來即釀造酒

人類從什麼時候開始飲用酒並不明確，一說是在西元前三世紀左右，美索不達米亞平原的塞姆族已開始釀造酒，這是飲酒的起源。大概是採摘野生的葡萄，讓其自然發酵，飲用這種葡萄酒吧。

人類開始種植穀物，而後以此為原料釀造酒，例如啤酒和日本酒都是。日本在繩文時代已經用米製造酒。

後來開發出蒸餾酒，在世界各地都製作出酒精濃度高的酒，如威士忌、伏特加、琴酒、白蘭地、燒酒等。

酒大致的分類就是利用酵母製成的釀造酒（葡萄酒、日本酒等），和經過一次發酵之後再蒸餾出的蒸餾酒。

葡萄酒

●貧血、食慾不振時喝葡萄酒

用葡萄發酵、製作的葡萄酒，根據原料和製法，大致分成紅酒、白酒、玫瑰紅三種。另外，含有碳酸氣體的香檳也是葡萄酒的一種。

日本酒或威士忌幾乎不含鐵分，可是葡萄酒的白酒一〇〇g中含有〇・五mg，紅酒有〇・六mg，因此喝少量葡萄酒，據說對貧血有益。

此外，飲用葡萄酒可促進食慾和血液循環，對於虛弱體質和容易發冷的人有效果。

●具有殺菌效果，可當作消毒藥

葡萄酒自古以來被當作藥用，古代希臘在戰場上用來清洗傷口。葡萄酒中所含的物質，據說有殺菌力。

此外，尚可用在便秘、失眠、咳嗽等症狀上，這種效果已受到現代醫學的證明。

●能夠增加好膽固醇，預防心臟病

聽說對心臟病有用。喝少量葡萄酒，根據實驗，能夠增加血液中好的ＨＤＬ膽固醇，因此可預防心臟冠狀動脈的動脈硬化，對心肌梗塞、狹心症等有效。

此外，據說還含有抗癌物質，不過尚未獲得確認。

無論如何，適量飲用葡萄酒對身體健康有益。

在歐洲，葡萄酒不只拿來飲用而已，自古以來即被當作調味料使用，不僅可增加料理的味道，還能消除肉的腥味。一般在做肉的調理之前會淋上葡萄酒，可使肉變軟，像是煮濃湯，葡萄酒亦不可或缺。

啤酒

●一天一杯啤酒可預防心臟病

啤酒是用大麥發芽乾燥製作而成的酒。一般瓶裝啤酒是未加熱殺菌的生啤酒，還有用炒焦的麥芽做成黑啤酒。

啤酒和葡萄酒一樣，能夠增加好的ＨＤＬ膽固醇。

因此，才說對心臟病有益，當然，要適量地飲用，否則過度便會產生各種障礙。

一天一杯啤酒，就能產生很大的藥效。

啤酒也經常用在料理上。用啤酒煮肉，這在德國是相當普遍的調理法。和葡萄酒一樣，啤酒能使肉變得柔軟。

日本酒

●改善血液循環，紓解神經疲勞

「酒是百藥之長」，日本人自古就知道日本酒對身體有益。

適量的酒能改善血液循環，增進食慾，紓解神經疲勞。由於酒精成分容易使人入睡，所以失眠的人可以嘗試。

●酒浴可去除全身的污垢

日本酒在民間療法中經常當作外用藥使用。

例如感冒而喉嚨痛，用布沾日本酒敷在患處，或是扭傷也可用日本酒來敷。

此外，還有一時蔚為話題的「酒浴」，將一升日本酒倒入泡澡的熱水中，據說因為酒精的作用，能夠進入全身的毛孔溶化脂肪，去除體表的老舊廢物。

除此之外，像是手龜裂，用日本酒擦拭代替護手膏，或當成化妝水，能滋潤肌膚。日本酒也是料理中不可或缺的調味料。另外，在料理前用日本酒略醃魚貝類，可使肉質緊縮。

藥酒

●可輕鬆攝取藥效成分

用酒精浸漬材料，可使藥效成分釋出，利用這種作用製成藥酒。像是用燒酒浸漬山野草、水果、漢方藥的生藥等，可做成梅酒、枸杞酒、大蒜酒、蘆薈酒等。

藥酒讓人可以輕鬆地攝取生藥或草木的藥效，同時可去除某些材料的特殊味道，比較容易飲用。可以加蘇打水稀釋，或以冰塊沖淡味道。

●基本上使用燒酒最好

藥酒基本上可使用日本酒或葡萄酒，不過以燒酒最好，因為它無臭無味，可發揮素材的特性。

燒酒浸泡的材料如水果、草木等，如果想要具有甜味可加入冰糖或蜂蜜。熟成時間因素材不同而有差異，有的要經過幾個月才能飲用。

幾乎所有的水果、生藥、草木都可製成藥酒，不過要有正確的作法和喝法，否則會有反效果。使用特殊生藥前，最好先和藥舖的人商談。

想要充分浸泡出藥效，不會失敗的藥酒，首先要熟練基本技巧，然後可用各種材料做不同的變化。

〔材料、用具〕

●浸漬的材料：大多使用含有藥效成分的水果、蔬菜等，此外還可使用生藥、花、穀物、蛋等。水果、蔬菜、花等事先清洗乾淨，並瀝乾水分，生藥不需要洗。水果酒如果想要增加酸味，可再加入檸檬。

●酒精：酒精濃度三五%的燒酒是最適合的基本酒。

●糖分：一般使用冰糖，亦可使用白糖、蜂蜜。

●容器：必須使用不會變質，而且可看清楚內容的廣口玻璃瓶。除水果酒專用以外，如果只想少量製作，可利用咖啡或奶精的空瓶。

〔作法〕

①仔細洗淨瓶子後乾燥。

②材料用水洗淨，以毛巾拭乾水分。

③瓶中放進材料和冰糖，再注入燒酒。

④密封，依指定的期間放在陰涼處。有時要搖動瓶子，讓整體均勻混合。

⑤經過一定時間，用乾淨紗布濾酒，再倒入細口瓶中，蓋上蓋子保存。

藥酒成功的作法

①洗淨瓶子後，讓其乾燥

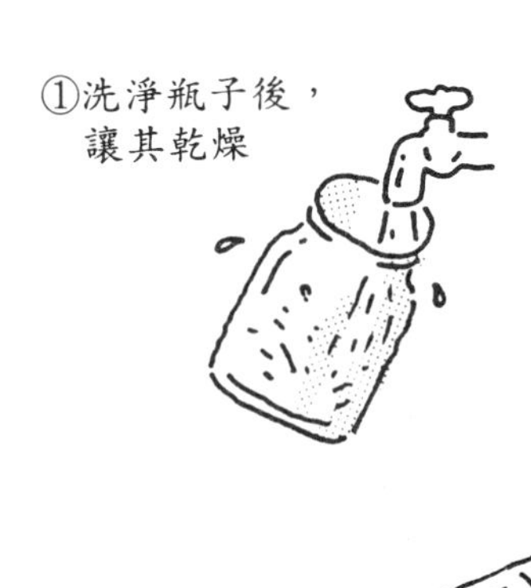

②瀝乾浸泡材料的水氣

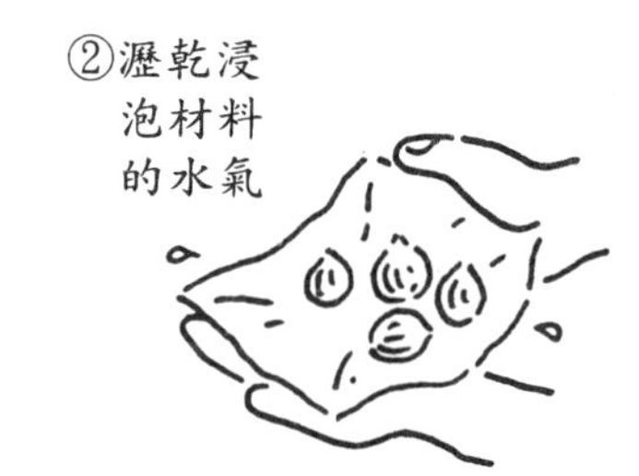

③放入材料、冰糖，再注入燒酒

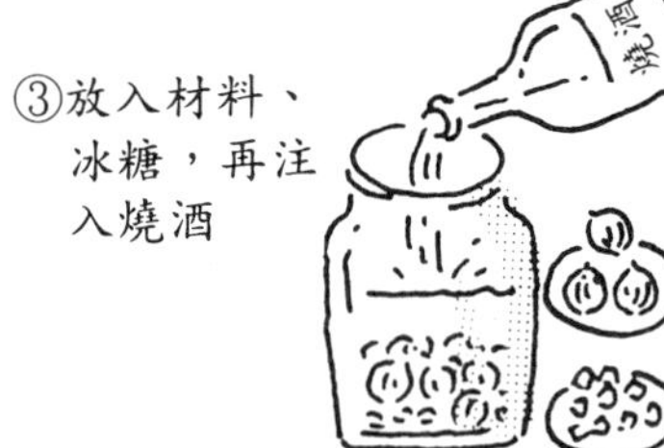

④加蓋，置於冰涼處

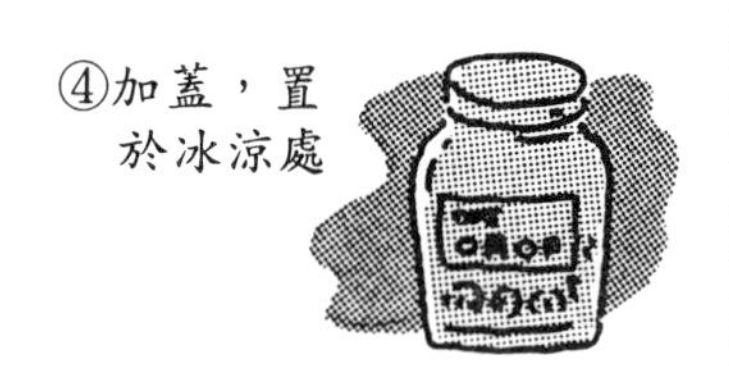

⑤用紗布過濾，裝入細口徑的瓶子內

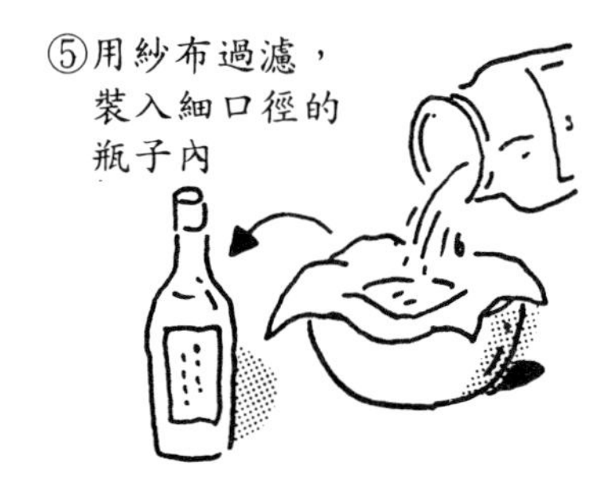

各種藥酒

藥酒	藥效	材　　料	作　　　　法
木瓜酒 (1天1～2小杯)	止咳 消除疲勞	木瓜1kg、燒酒1.8ℓ、冰糖200～250g	帶皮的木瓜切成片，連子放入瓶中，加入冰糖和燒酒，經過6個月以上即可用紗布過濾飲用。
大蒜酒 (1天1～2小杯)	感冒 消除疲勞 失眠症 手腳冰冷	木蒜6顆、燒酒1ℓ、冰糖200g	去除大蒜的薄皮後分成小瓣，和冰糖一起放進瓶中，注入燒酒，經過半年至一年。
辣椒酒 (1天1小杯)	食慾不振 手腳冰冷症	紅辣椒8根、燒酒1ℓ、檸檬1個	把完整的紅辣椒和剝皮圓切的檸檬放入瓶中，注入燒酒，經過1～2個月即可用紗布過濾。
紫蘇酒 (1天1～2小杯)	貧血 健胃整腸	青紫蘇或紅紫蘇葉200g、燒酒1.8ℓ、冰糖200g	將紫蘇葉和冰糖放入瓶中，注入燒酒，經過2～3個月即可用紗布過濾。
菊酒 (1天1小杯)	消除疲勞 頭痛 強化視力	食用菊花200g、燒酒1.8ℓ、冰糖200g	將菊花和冰糖放入瓶中，注入燒酒，經過2～3個月即可過濾。＊不可使用野菊或觀賞用菊花，一定要用食用菊花。
桂花酒 (1天1～2小杯)	失眠症 低血壓 鎮靜	陰乾的桂花50g、燒酒1.8ℓ、冰糖200g	將桂花陰乾半天，放入紗布袋中，和冰糖一起放進瓶中，注入燒酒，經過一週取出紗布袋。
蒲公英酒 (1天1～2小杯)	解熱、祛痰、止咳 健胃整腸	乾蒲公英200g、燒酒1.8ℓ、冰糖200g	將蒲公英的根、葉、花一起乾燥，放入紗布袋中，和冰糖一起放進瓶中，注入燒酒，經過2～3個月取出紗布袋。
紅花酒 (1天2小杯)	手腳冰冷症、更年期障礙、生理不順	乾紅花100g、燒酒1.8ℓ、冰糖200g	紅花裝入紗布袋中，和冰糖一起放進瓶中，注入燒酒，經過2～3個月取出紗布袋。
蕃紅花酒 (1天2小杯)	頭昏眼花 生理不順	乾蕃紅花的雌蕊5g、燒酒1.8ℓ、冰糖200g	蕃紅花的雌蕊裝入紗布袋中，和冰糖一起放進瓶中，注入燒酒，經過2～3個月取出紗布袋。 ＊蕃紅花可在中藥店購得。

是具有高藥效的飲料。

茶

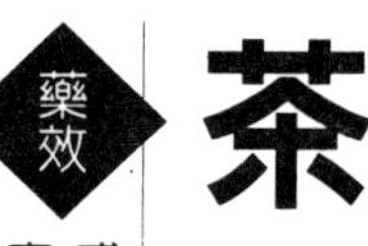

藥效

感冒／下痢／預防蛀牙／消除疲勞
宿醉／美肌／解毒／防止口臭／噁心

雖然茶的種類不同，但皆採自茶樹
紅茶
茶樹
日本茶
烏龍茶

日本茶

●平安時代的僧侶當作藥用

日本茶是山茶科的茶樹葉子蒸熟以後，加以搓揉做成茶葉，平安時代由中國傳到日本。就像許多舶來食品一樣，最初只有僧侶使用。

當時並非像現在一樣當成嗜好品，而是用在藥用。僧侶們知道茶有覺醒效果，為了修行，經常飲用，以它的藥效來保持清醒。

到了江戶時代，急速地普及大眾，進入一般平民的生活，被當作飲料。

●日本茶、紅茶、烏龍茶的路線一樣

除了日本茶，還有紅茶、烏龍茶，

基本上都是使用茶樹的葉子製作出來的。茶並沒有不同的種類，只是製法不一樣而已。

日本茶是將茶葉蒸過，搓揉乾燥，紅茶也是一樣，只是再經過發酵，而烏龍茶則是半發酵。

日本茶大致可分為玉露、煎茶、粗茶、抹茶四種，依據品質加以分類，但不管是哪一種，只要茶葉完整並經過充分乾燥都是上品。

抹茶也稱為挽茶，係將茶加以磨碎成粉末狀，一般茶道使用的就是這種茶。

●感冒時，加入梅乾的茶更有效

茶含有單寧酸，所以被當作防腐劑、收斂劑、止瀉劑、整腸劑。

自古以來，茶被認為具有預防感冒的效果，感冒初期飲用加入梅乾的茶，據說能夠馬上治癒。這是因為茶中的單寧酸能夠對抗感冒病毒。

●單寧酸可以治療下痢

單寧酸能使糞便變硬，因此，民間療法才說「下痢時飲用綠茶」，或許就是這個道理。

喉嚨痛時用茶漱口，可以緩和疼痛，這是因為單寧酸的收斂作用。

據說茶有抗癌作用。茶的單寧酸能夠抑制致癌物質的形成，據聞每天飲用綠茶可預防胃癌。

●預防蛀牙的效果開始受到注目

最近已知茶有預防蛀牙的效果，這是因為茶中含有氟化物。飯後喝茶，是最自然的預防蛀牙的方法。

把日本茶的抽出成分加進牙膏中，這種商品大受歡迎，因為茶能夠預防蛀牙。

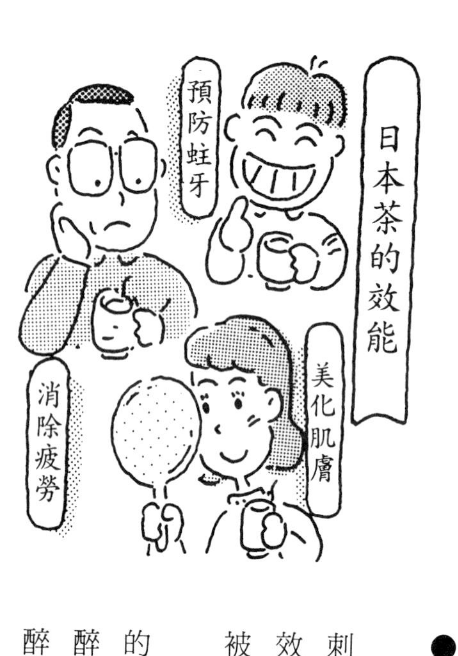

●咖啡因能幫助消除疲勞

茶含有多量的咖啡因。咖啡因能夠刺激大腦，消除疲意，具有消除疲勞的效果。戰時，茶的這種作用受到注意，被當作興奮神經的藥物使用。

由於它有利尿作用，還能排出身體的老舊廢物，促進新陳代謝。尤其是宿醉時，能夠促進酒精成分排出，消除宿醉特有的頭痛和噁心感。

●含有多量維他命C，能夠美白肌膚

日本茶還有防止黑色素沈著的效果，可防止黑斑、雀斑的形成，保持肌膚的白皙。

這是因為茶中含有多量的維他命C，含量多寡依序是玉露、煎茶、粗茶。

不過茶的維他命C，大都殘留在葉片上，因此宜盡量攝取整片葉子，所以飲用磨成粉的抹茶會比喝煎茶所攝取的維他命C更多。不過煎茶不只用來沖泡，還可運用在料理上，甚至撒在飯上來吃。

有些人用茶來服藥，最好避免，因為茶的單寧酸會和藥的成分產生反應。像是服用鐵劑時，因為單寧酸的作用，反而使鐵劑變成有害物質。

中國茶

●將生的茶葉半發酵後製成烏龍茶

中國茶的歷史非常古老，在西元前二千年的周朝，就有飲茶的記錄。

中國茶的種類相當多，以烏龍茶為代表，這是將生的茶葉半發酵後製作而成，係介乎日本茶和紅茶之間的茶。

除了烏龍茶，還有所謂的花茶，例如茉莉花茶，是在發酵時將茉莉花拌入，讓花的香味滲入茶中。另外還有菊花茶，香味較淡。

此外，中國綠茶最具代表性的就是龍井，將茶葉蒸過以後再固化成型，做成茶磚，這也是中國茶。

●中國茶要以熱水沖泡

選購標準是充分乾燥，苦味和澀味都不會太強，但在店家很難做判斷。一般都買品質高的茗茶，如「鐵觀音」、「水仙」，而到有信用的店舖也比較安心。

飲用時，先將茶壺溫熱，然後放入多一點的茶葉，注入熱水，將這一泡倒掉。再注入熱水，靜候二～三分鐘，即可倒到茶杯中飲用。大致上，一把茶葉可沖泡三次。

此外，還有蓋杯這種喝法，直接將茶葉放進茶杯中，沖泡熱水後飲用。

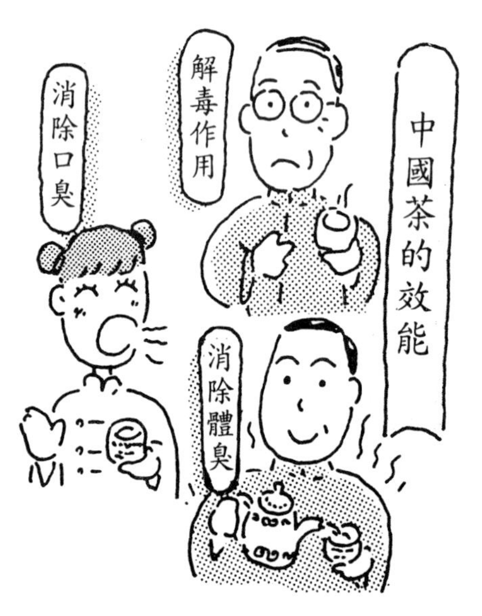

●具有解毒作用，可消除噁心感

中國茶中含有咖啡因和單寧酸的量和日本茶差不多。

在中國，茶不只被當作嗜好品，還是有高藥效的飲料。據說具有很強的解毒作用，例如抽煙過多而有噁心感時，喝較濃的中國茶可以馬上消解。

它還有消除口臭的效果。食用大蒜後將中國茶放到嘴中嚼一嚼，就可以消除臭味。

另外，像是皮膚發炎或割傷時，用濃茶清洗傷口可以得到治療的效果。

●消除口臭、體臭的花茶

歐美人喜歡喝花草味，最近國內也很流行，而中國茶的花茶也可說是一種花草茶。

花茶可以消除口臭，還能消除體內多餘的脂肪，尤其受到女性喜愛。據說長期飲用，體臭會消除而有花香。

茶中所拌的花朵種類不同，藥效也不一樣。

例如，茉莉花茶能夠促進腸胃功能，而菊花茶能明目，還可消除體熱。

豆腐

從小孩到老人都適合，是容易消化，營養價值高的食品。

藥效

預防糖尿病／預防動脈硬化／強化心機能／健腦／頭痛／扭傷

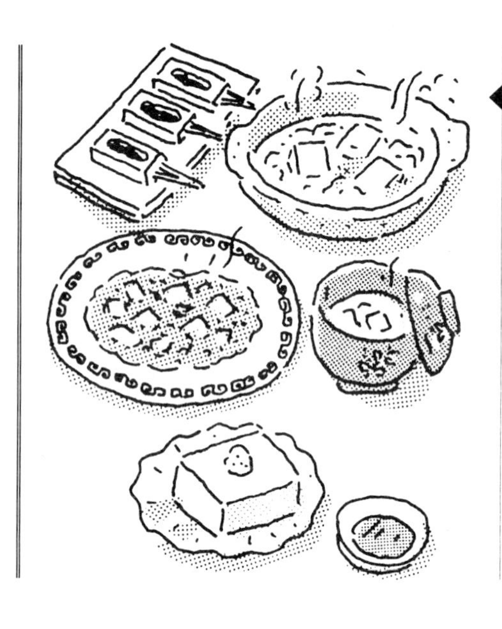

●江戶時代急速擴展

西方人說豆腐是大豆製成的起士。的確，無論色澤或形狀都很像起士，而且都是營養價值很高的食品。

豆腐生於中國，據說二千年前由淮南王製作出來，在平安時代傳到日本，是由留學僧帶回製法的。

傳進之初，一般人不容易吃到，這是僧侶的素食料理。一直到了足利時代，豆腐被稱作白物，開始普及，至江戶時代才普及全國。

江戶時代的一本書《豆腐百珍》，就是介紹豆腐料理的專門書。

●加入鹽滷的方法不同左右了豆腐的味道

豆腐是將大豆壓碎而做成的。大豆泡水經過一天一夜，磨成豆漿，過濾後再加入鹽滷。

鹽滷是氯化鎂，能使大豆的蛋白質凝固。

現在鄉下地方的豆腐店還是用鹽滷來製作豆腐，但是大量生產的豆腐工廠則用硫酸鈣取代。

●含有豐富蛋白質的木綿豆腐

豆腐有木綿豆腐和絹豆腐兩種。木綿豆腐是使用麻布來過濾，絹豆腐則是直接加入凝固劑製成。相比之下，絹豆腐所含的蛋白質和鐵分少了二～三成，因此木綿豆腐的營養較高。

凍豆腐則是將豆腐放到屋外冷凍，一般將水分瀝乾會變得更小，但營養成分別無二致。它又叫作高野豆腐，是高野山的僧侶所想出來的保存食品，尤其是寒冷地方的人經常吃凍豆腐。

●沒有特殊味道，適合搭配任何料理

與其追求豆腐的藥效，不如經常吃它來提高自己的體力。

例如湯豆腐、涼拌豆腐，加入味噌湯中，或是中國料理有名的麻婆豆腐，真是不勝枚舉。由於豆腐沒有特殊味道，可以和任何食物搭配，變化出各種料理。

除了凍豆腐，豆腐是生鮮食品，最好在購買當天就吃完，如果要放到第二天，應將它置放裝水的容器中，再放進冰箱保存。若是購買整盒包裝的豆腐，應注意有效日期，避免過期。

一級棒
預防動脈硬化
預防糖尿病
蛋、含質、富白
酸基氨

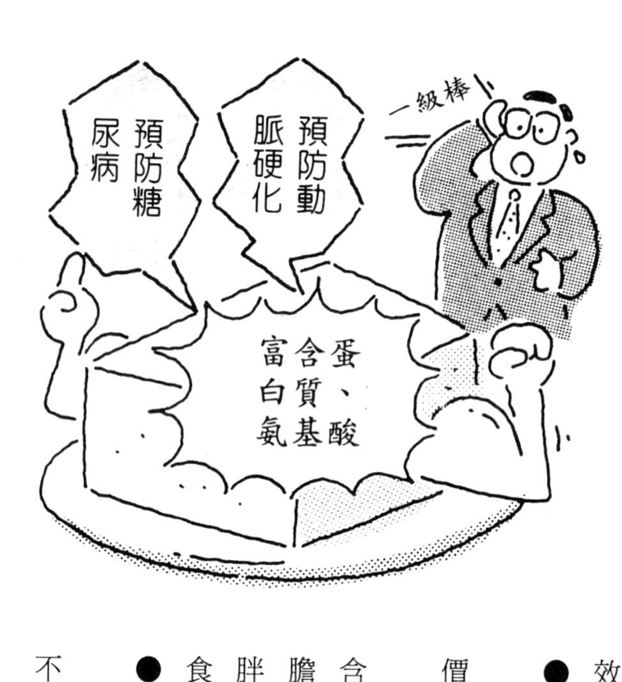

●可以預防糖尿病、動脈硬化等

大豆的加工食品都含有很高的營養價值，其中以豆腐最高。

豆腐含有優異的植物性蛋白質，富含精氨酸這種氨基酸，所以能夠抑制壞膽固醇，具有預防動脈硬化的效果。肥胖或有糖尿病的人應多食用這種優異的食品。

●去除血液中的老舊廢物，提高心機能

豆腐中含有亞麻仁油酸、亞麻酸等不飽和脂肪酸、礦物質、維他命等。不

飽和脂肪酸能去除血液中的中性脂肪和老舊廢物，提高心臟機能，此外還能美膚。

生的大豆有阻礙蛋白質分解酵素的作用成分，以及造成血液凝固的成分，這些都會產生不良影響。

不過經過加熱就會破壞這些成分，只留下良質成分，變得容易消化，所以腸胃不好的人很適合多吃這種食品。

●最適合當作鈣質的補充品

此外，還含有鈣、鐵、維他命等。其中的鈣質，木綿豆腐一〇〇g中有一二〇mg，而且吸收率相當高，可和牛奶和乳製品匹敵。

孩子和老人、喝牛奶會拉肚子的人、孕婦，都很適合以豆腐作為鈣質的補充品。

鈣質尚可安定神經，因此對失眠症也有效。

豆腐還含有大豆的卵磷脂，能使腦活性化，增進記憶力。

●頭痛或扭傷用豆腐來敷能夠吸熱

在民間療法中，豆腐還被當作外用藥。

作法是將半塊豆腐壓碎，然後混入三分之一杯麵粉，充分攪拌，塗在紗布上約五～六㎜厚，再敷於患處。

當頭部發燒時，可用豆腐吸熱，對頭痛、頭重也有效果。此外，像是扭傷腫脹也有效。豆腐因為吸熱而乾燥時，就要換上新的敷布。

◆有時換個口味吃吃冷豆腐

冷豆腐的作法（二人份）

①、蝦米五〇g用鹽水燙過，放涼備用。
②、火腿二片切碎。
③、榨菜一片泡水後切碎。
④、蔥二分之一根切小段。
⑤、將一塊豆腐切成骰子般大小，裝在盤中，其上撒①～④的材料。
⑥、淋上醬油即可。

容易消化、滋養豐富，是日本人自豪的發酵食品。

納豆

藥效　預防肝臟病／面皰／斑點／恢復視力／防止老化／下痢／整腸

納豆湯對
腹痛有效
維他命
E
納豆對眼
睛有益
維他命
B2

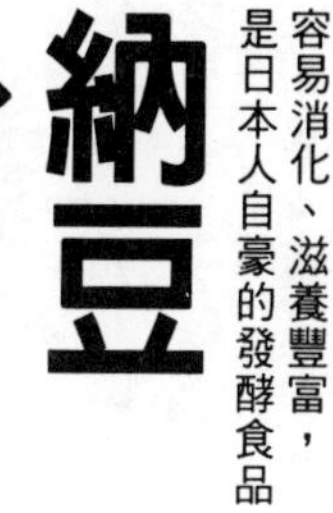

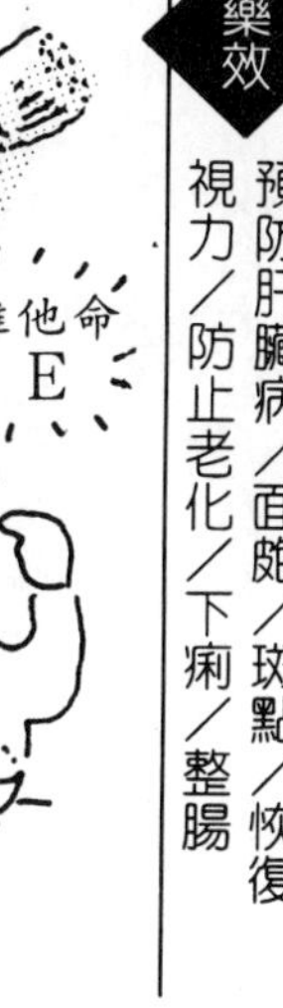

●以北日本為中心，家家戶戶都知道

納豆是僧侶的創意，由於是在僧房的事務處，即納所製作出來的，因而得名。

約莫十～二十年前，關西以西的地方幾乎不吃納豆，但隨著資訊發達，當地的人也開始吃了。其實在北海道、東北和關東地方，納豆已是生活中的一部分。

我們所說的納豆是拉絲納豆，也叫做水戶納豆。這是將大豆煮過以後撒上納豆菌，放在四十～五十度的房間，讓它發酵。

此外還有濱納豆，又叫大德寺納豆，這是將大豆煮過以後撒上麴讓它發酵，之後再用鹽水浸泡，而後乾燥。沒有絲，且顏色較黑。

●在吃法上下工夫做成各種食品

最常見的吃法就是拌飯吃，此外就是納豆湯。在東北地方，將納豆放入味噌湯中，聽說對下痢有卓效。這種納豆湯容易消化，而且滋養豐富，能使身體溫暖，是寒冷地方的人所喜愛的食品。

作法是味噌湯快煮好之前加入納豆。但不是直接加，而要先將納豆磨碎。

●拉絲的關鍵在於納豆菌

據說納豆越能拉絲越好。這是納豆菌已將大豆分解的證據，而納豆菌的力量越強越能起絲，所以拉絲納豆是良質的納豆。

用眼睛來選擇的話，要選表面乳白，好像有一層膜的納豆才是良質納豆。

●維他命B2為大豆的五倍

納豆是高蛋白、低脂肪，容易消化吸收的理想食品。因為納豆菌的緣故，能分解大豆的氨基酸，使其容易消化，所含的蛋白質、脂肪分比豆腐多，而且鈣質也較多。

尤其納豆所含的維他命B2比大豆多。維他命B2被稱作「成長維他命C」，是製造身體細胞不可或缺的維他命。

●納豆能夠防止肝臟障礙

納豆所含的維他命B_2，對抽煙、飲酒過度的人是不可或缺的維他命。

抽煙、飲酒過度會造成肝臟無法休息，這時，維他命B_2能使進入體內的藥物和異物順利地代謝掉，減輕肝臟的負擔。

尤其納豆是高蛋白、低脂肪食品，最適合用以防止肝臟障礙。

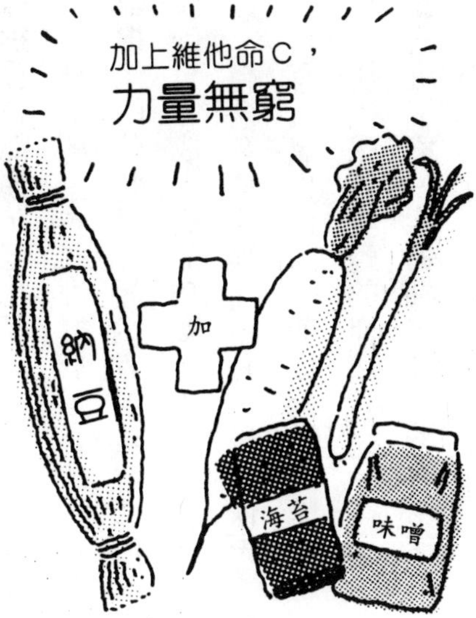

●預防面皰和斑點，可以治療眼睛疲勞

此外，維他命B_2也能抑制皮脂的分泌，有預防面皰和斑點的作用。而其中所含的維他命E能夠促進血液循環，使肌膚變得年輕。

同時對眼睛疲勞也有效果，能夠防止視力低落。這是因為維他命B_2具有增進視力的效能。

●納豆是能預防老化和成人病，恢復年輕的食品

納豆的蛋白質非常容易消化，而且含有豐富的卵磷脂、皂素等。前者是提高腦部機能的營養素，而後者則是清洗血管中膽固醇的物質，所以具有防止心臟病和動脈硬化等成人病的功效，可使身心保持年輕。

尚含多量的維他命E，是「恢復年輕的維他命」，能使血液循環獲得改善，而且具有抗氧化作用，所以能預防因肝細胞膜氧化而引起的慢性肝炎。納豆有防止老化、使人保持年輕的作用。

●治療下痢，能夠抑制腸內的異常發酵

最近，納豆的整腸作用受到注意，主要原因之一是含有豐富的纖維質，同時大豆的皮能成為腸內菌的巢，阻止其異常發酵。

一般聽到整腸效果就會想到乳酸菌，但在江戶時代的《本朝食鑑》中記載納豆的效用是「能夠調整腹中進去的飲食，有解毒作用」，還有「腹痛用納豆湯」、「腹痛可用納豆」等說法，所以拉肚子可用納豆，古時候的人就知道把納豆當作整腸食品。

腸胃較弱、容易下痢的人，更需要多吃納豆，盡量直接食用，或用刀子切碎，

或做成納豆醬。

納豆幾乎不含維他命C和A，如果要補給，可多吃蔥和味噌、海苔、蘿蔔等。所以自古就把納豆配著蔥花來吃，是有它的理由。

◆運用於各種料理中

納豆醬的作法

①、納豆切碎。如果覺得麻煩，可用剁成兩半的納豆。
②、放入缽中研磨，或用果汁機打成糊狀。
③、磨碎的納豆大約一包加入一大匙日本酒，充分攪拌。
④、放入密閉容器中，置於冰箱保存。一次取出一點使用，可以加入味噌湯中或拌食物。

蒟蒻

無熱量，最近受到節食者的注意。

藥效 防止肥胖／便秘／胃痛 肩膀痠痛

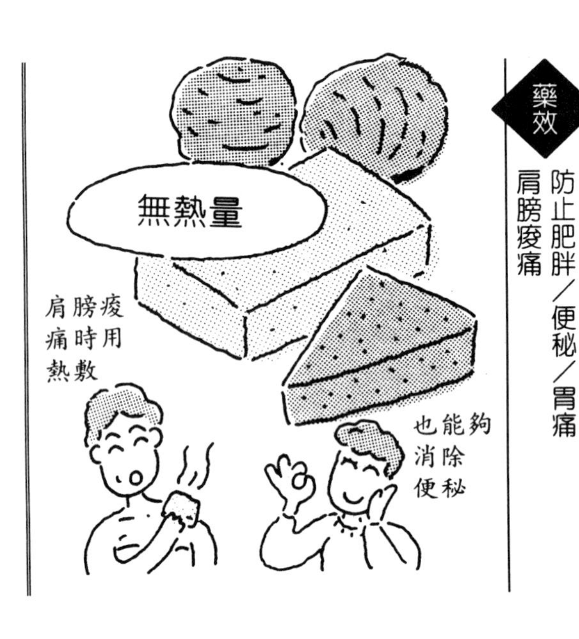

●將莖磨成粉再加工

蒟蒻的原產地是印度半島，在平安時代經由大陸傳到日本。

和豆腐、納豆一樣，最初是僧侶的素食料理，直到江戶時代才開始普遍。

它是屬於甘薯科蒟蒻屬的植物，將球狀莖磨成粉再加工而製成的。

蒟蒻削皮，然後磨成粉，可做成白蒟蒻，如果帶皮磨成粉，就是黑蒟蒻。

●無味、適合任何料理的素材

蒟蒻沒有味道，可以搭配各種材料使用。

像是用在壽喜燒、關東煮或燉煮料理中，都很美味。吃肉加上蒟蒻，可以抑制蛋白質的吸收，讓人有飽腹感。

蒟蒻是非常好利用的素材，只要花點心思、多下功夫，就能變化出不同的料理。

●防止肥胖，對於便秘也能產生效果

蒟蒻含有九七％的水分，熱量幾乎是零，是很受節食者歡迎的食品，但沒有什麼營養。

蒟蒻最獨特的地方就是含有食物纖維葡糖甘露糖膠，這是葡萄糖和甘露糖在無法融溶的狀態下形成的產物，是人體無法分解的物質，所以會直接進入腸內，在此吸收水分而膨脹。這種葡萄糖甘露糖膠會使糞便變軟，使得排便量增加。

因此，便秘的人要積極地吃蒟蒻，能夠改善通便。

●排出有害物質，清潔體內

葡糖甘露糖膠除了對便秘有效之外，還可以使腸內的有害物質等排到體外。

●胃痛、肩膀痠痛可用蒟蒻熱敷

蒟蒻亦被當作外用藥。過去的民間療法之一就是在胃痛、肩膀痠痛時，用蒟蒻當作熱敷的材料。

將蒟蒻放入熱水中煮過，再用毛巾包起來敷在患處，此時會感到溫熱，而使疼痛減緩。

梅乾

民間療法經常使用，是有高藥效的家庭常備食品。

藥效 下痢／腹痛／食慾不振／感冒 宿醉／暈車／牙痛／頭痛

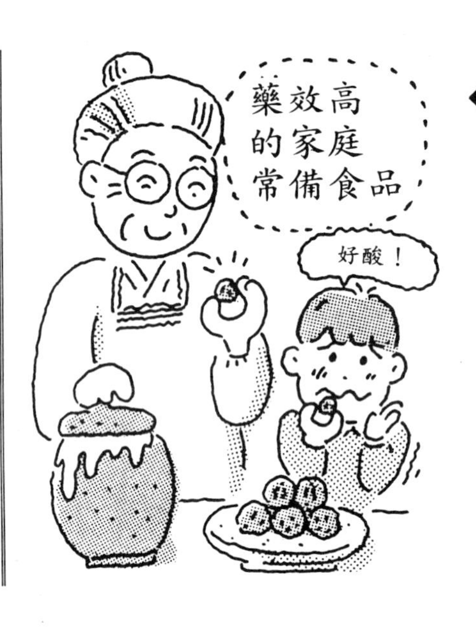

●營養價值很高的保存食品

梅是薔薇科植物，有小梅、青梅、白加賀、南高梅等品種。

梅也是從中國傳到日本的植物，但將梅子加工做成梅乾，則是日本獨特的食品。

梅子經過鹽漬，再加入紫蘇曬乾，做成梅乾。就像魚乾一樣，曬過的梅乾成分更佳，營養價值極高。

●是藥味和調味料中很重要的食品

梅乾平時就可以拿來吃，也可包入飯糰中，是對身體有益的食品。不過因為含有較多鹽分，高血壓的人不可以吃太多。這時倒可利用減鹽梅乾，或是不要直接食用，當作調味料。

梅乾切碎，加入切碎的青紫蘇、鰹魚屑，加以攪拌成梅醬，搭配冷豆腐或蒸雞肉，可以促進食慾，也是值得推薦的下酒菜。

此外，在蕎麥麵的湯中加入梅乾，增添獨特的酸味，更能凸顯蕎麥麵的味道。煮魚時亦可加入梅乾，能去除魚腥味。

梅乾具有各種藥效，是理想食品，不過只限於加工的梅乾，因此要避免人工染色的梅乾。

梅乾可以長期保存，放上十年、二十年都不是問題，所以家家戶戶常備，以為不時之需。

不但可以吃，還能當作各種疾病的藥，是具有藥效的食物。

●活絡代謝，消除疲勞

梅乾含有檸檬酸、蘋果酸、琥珀酸等有機酸。

其中的檸檬酸有消除疲勞的效果。疲勞的原因是乳酸堆積，檸檬酸能夠幫助燃燒，活絡代謝，消除疲勞。因此感到疲勞時可以吃梅乾，很快就有元氣。

檸檬酸還能促進葡萄糖的作用，使體內產生更多的能源。

檸檬酸也有使蛋白質凝固的力量。蛋白質凝固能抑制細菌的繁殖力，結果因為檸檬酸的作用產生殺菌效果。自古以來，旅行途中所吃的飯糰包有梅乾，主要就是借重它的殺菌作用，使飯糰不會腐敗。

●對於消化系統的疾病有藥效

梅乾對下痢、腹痛有藥效。過去，急性的腸粘膜炎、腸炎、痢疾、赤痢等消化系統的疾病，據說是利用梅乾或青梅煮成的梅肉濃縮汁液治療。

當然，現代不會再用梅乾治療赤痢，不過輕微的下痢或嘔吐，可直接吃梅乾，或將梅肉泡熱水飲用，據說可以治好。

胃腸較弱、消化能力差、食慾不振時，利用梅乾的酸可以刺激唾液和胃酸分泌。

●烤黑的梅乾對感冒有卓效

在民間療法中，烤黑的梅乾據說是感冒的特效藥。當然，重感冒時不會有用，但是剛得到感冒時應該有效。

將大顆的梅乾一～二粒用鋁箔紙包住，在火上烤，整體烤成黑色，再放入杯中，注入熱水飲用，會發汗退燒。

如果嫌麻煩，亦可直接使用梅乾，加入蔥花或蒜末，再沖熱水來飲用。

●能消除宿醉、暈車的嘔吐感

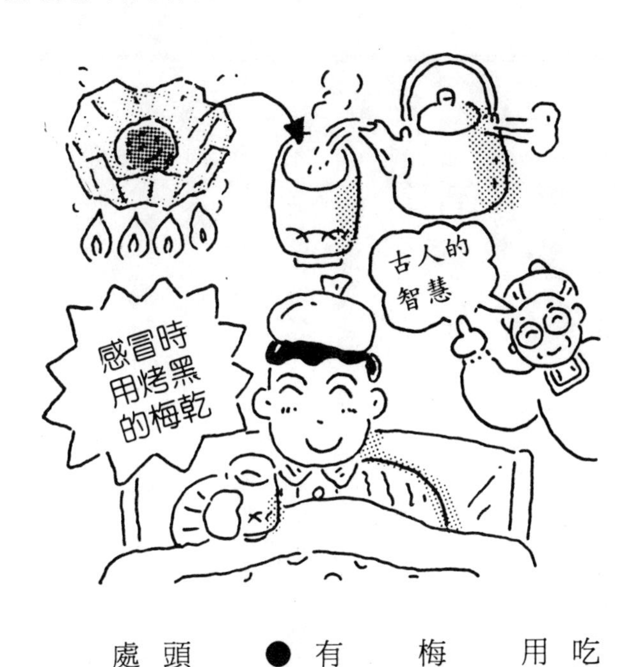

喝酒最痛苦的就是宿醉，這時可以吃梅乾，盡快除去酒精，或加到茶中飲用。

暈車而想吐時，可以含一顆梅乾。梅乾能刺激胃，消除不適感。

此外，梅乾還能去除口臭。過去還有人將梅乾弄碎，用來刷牙。

●緩和牙痛、頭痛

利用梅乾的吸熱作用，當作牙痛、頭痛的外用藥。將梅乾壓碎後塗抹在患處，就能吸收該部位的熱，緩和疼痛感。

◆作法簡單，務必嘗試

梅乾的作法（kg份）

①、將黃色的熟梅一kg泡水一晚，再撈起置於竹簍中。

②、將梅子和鹽一五〇～二〇〇g一層一層地交互放在醃漬的瓶子中，再注入四分之一杯燒酒。用二kg（梅子重量之二倍）的重物壓在上面，等到水分滲出，用這汁液浸泡紫蘇。

③、紫蘇一〇〇g洗淨，用一大匙鹽稍微搓揉一下，捨棄滲出的澀汁。

④、將澀汁擠乾，再加入②的梅子汁，稍微搓揉。汁液會變成鮮紅色。

⑤、將④倒入浸漬梅子的容器中，再將紫蘇鋪在上面，用較輕的重物壓著。一直浸泡到梅雨季節結束。

⑥、梅雨季節過後開始放晴的日子，梅子和紫蘇放在竹簍中，晒三天左右。注意不要淋到雨。

⑦、再裝到容器中，置於陰涼處保存。

★放得越久，鹹味越柔順。②所浸漬出的汁叫做白梅醋，是腹痛、下痢等的特效藥。

蜂蜜

在古代是珍貴的甘味料。
所具有的高藥效已獲得科學證明。

藥效　失眠／下痢／增強體力／消除疲勞／喉嚨痛／暈車

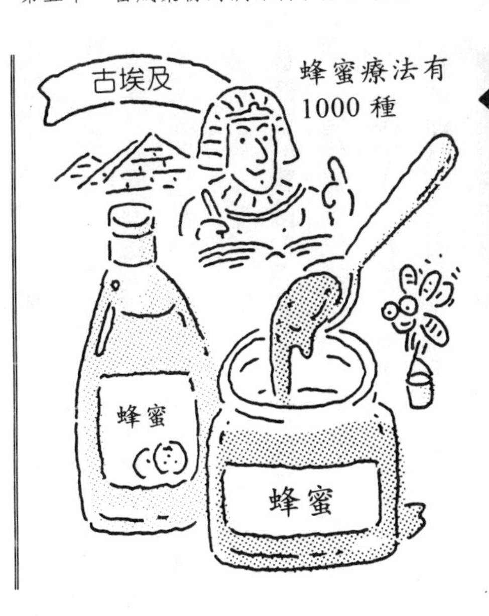

●在古代被當作藥用

根據記錄，古代埃及人將蜂蜜當作藥用。

古埃及的醫學書中記載著使用蜂蜜的療法，達幾千種之多，不管是哪一種，現代醫學都已證明它的效果。醫學之祖波克拉底斯將蜂蜜當作解熱藥。

此外，在第一次世界大戰中，德軍把它當作傷藥。

●香味以柑橘科的花蜜為最佳

主要成分是葡萄糖和果糖，此外還含有蔗糖、蛋白質、乳酸、蘋果酸、維他命、礦物質等。不過因為來源的花朵不同，成分也會有微妙的差異。

像是柑橘科的花蜜是透明的，香味

也較佳，而紫雲英或苜蓿等所取的花蜜也較不錯。

最近有加入蜂王乳、維他命的蜂蜜製品。

一般具有透明感的蜂蜜品質較佳，因為花朵種類不同，顏色亦稍有變化，所以不能拿顏色當作選擇的標準。純粹的蜂蜜會有一〇〇%的標示，最好選購這種比較安心。

●蜂蜜的殺菌力連霍亂菌都能殺死

現代醫學已經證明，蜂蜜具有殺菌效果。

事實上，在裝有蜂蜜的試管中放入微生物，微生物會死掉。根據實驗，蜂蜜的殺菌力甚至可殺死霍亂菌、沙門氏菌。

●能夠舒緩神經，可以安眠

蜂蜜對腦部也能產生作用，主要是因為有五—羥基色胺這種成分。它能放鬆神經，幫助熟睡。

睡前喝一杯加入蜂蜜的溫牛奶，會比較好睡，主要是因為牛奶中的鈣和蜂蜜中的五—羥基色胺具安定神經的效果。

●蜂蜜是下痢的特效藥

蜂蜜對下痢有效已經科學證明，連WHO（世界衛生組織）也推薦使用蜂蜜。杯中放入二三〇㎖橘子汁，加少許鹽和半小匙蜂蜜。另一個杯子中放入二三〇㎖蒸餾水、四分之一小匙重碳酸鈉，攪拌均勻。交互飲用這兩杯飲料，可以治療下痢。

若是一般程度的下痢，飲用熱水調開的蜂蜜即可治癒。蜂蜜的量大約是三〇㎖。

●能夠增強體力，對喉嚨痛也有效果

蜂蜜對於貧血、增強體力、消除疲勞等有效，像是混合蘋果醋來飲用的「巴蒙德療法」更具效用，對喉嚨痛也有效果。

以三分之一杯蘿蔔汁加入一小匙蜂蜜來漱口，可治喉嚨痛，或將切開的梨子淋上蜂蜜，加水蒸食，據說也有效。

●暈車可使用蜂蜜加薑汁

據說對暈車也有效。

三小匙蜂蜜加一片薑磨成的汁，以及半杯蘿蔔汁，混合飲用。在坐車之前喝，就可以預防暈車。

乘車時覺得不適，可飲用混入少量薑汁的蜂蜜，就能舒緩症狀。容易暈車的人不妨事先準備加入薑汁的蜂蜜。

嘴巴破裂的人，塗抹蜂蜜能夠治好。

◆對於胃弱、胃痛有效

加入陳皮之薑汁飲料的作法

①、陳皮（即曬乾的橘子皮，可自製或在中藥店購買）五～六g加三杯水，弱火煮到水剩一半。

②、缽中倒入五〇g蜂蜜，再將①的陳皮煎汁一次少量加入攪拌。

③、用紗布過濾，每次取二分之一杯的分量加熱，一天分成三次飲用。

★甘草少許和陳皮一起煎煮，效果更好。

乳酸菌可清腸，料理中加以利用，希望每天都吃。

酸乳酪

藥效　下痢／便秘／整腸／美膚

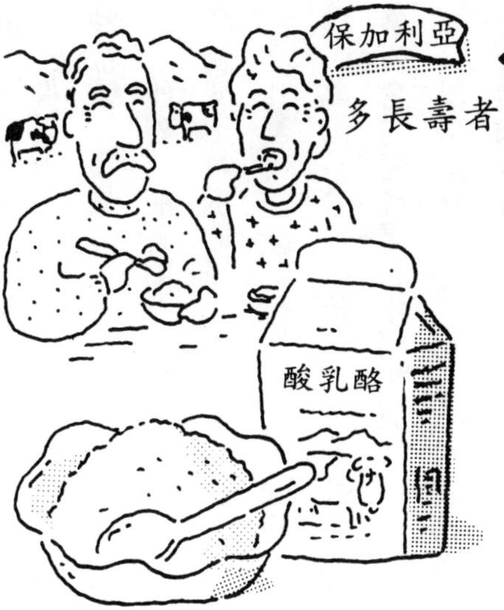

●歐洲自古以來就熟悉的食品

酸乳酪是歐洲人自古以來就熟悉的食品，尤其保加利亞人更是常吃。保加利亞的長壽者非常多，有人說是因為常吃酸乳酪，一時盛行全球。

成吉思汗的軍隊非常強悍，據說就是因為吃了酸乳酪，可知它是非常古老的食品。

酸乳酪是牛奶使用乳酸菌發酵製成的。也可以用羊奶來做，不過一般還是使用牛奶。

有柔軟和較硬兩種，口味則有原味酸乳酪或加入果汁、香料。

●可吃、可用在料理中

酸乳酪淋上果醬或砂糖就可直接食

用，但是下點功夫，會發現吃法萬千。

像是混入果汁，做成酸的飲料或果凍，也可用酸乳酪拌小黃瓜，或是用來調拌沙拉醬，在夏天很適合食用。

此外，酸乳酪具有防腐效果，能夠消除腥味，像是印度的雞肉料理就使用酸乳酪調理出特別的風味。

甚至可在酸乳酪中加入咖哩粉、鹽、胡椒，用來醃漬雞肉，最後烤來吃。像這樣，雞肉不容易腐敗，而且也非常美味。

●所含的營養素和牛奶相似

喝牛奶會拉肚子的人改吃酸乳酪，大都不會再下痢，這是因為酸乳酪含有乳酸菌，能夠分解牛奶中的乳糖，使它變成乳酸。喝牛奶會下痢是因為乳糖的緣故，雖然酸乳酪的原料也是牛奶，但食用時不必擔心會拉肚子。

營養成分和牛奶沒有什麼兩樣，但酸乳酪所含的脂肪比牛奶少，而且蛋白質的品質較佳，還含有豐富的維他命A、B及鈣質。

所以喝牛奶容易拉肚子和不喜歡喝牛奶的人，要多吃酸乳酪。酸乳酪一〇〇g中含有蛋白質三・二g，鈣質一四〇mg。

●可以治療下痢、便秘、清腸的乳酸菌

乳酸菌是製造乳酸的細菌之一，能夠抑制腸內惡菌的繁殖，可以清腸。

乳酸菌具有優異的整腸效果，可以緩和下痢症狀，對於便秘也有緩下作用，能使排便規律。

●服用抗生物質必須吃酸乳酪

抗生物質可以使疾病提早治癒，但是同時也殺死了腸內的菌。

殺死惡菌還好，但腸內有益細菌也跟著減少，結果惡菌藉機繁殖，造成下痢。

所以，服用抗生物質的同時必須吃酸乳酪，這樣可以抑制腸內不好的大腸菌的繁殖。

●做成美容面膜美化肌膚

歐美女性經常利用酸乳酪混合蜂蜜來做肌膚按摩或洗臉，這樣能使肌膚緊縮，使得肌紋細緻。

推薦各位酸乳酪敷面法。在洗淨的臉上薄薄地敷上酸乳酪，過了一會兒再用水洗掉，會感到清爽，這種方法可使疲勞的肌膚甦醒過來。

不過要使用無糖的酸乳酪。

◆可以舒緩喉嚨的乾渴，增進食慾

土耳其風味的酸乳酪前菜的作法（二人份）

①、將二分之一根小黃瓜去皮，磨碎。

②、三分之二杯原味酸乳酪、磨碎的小黃瓜、一小匙橄欖油、少許鹽混合拌勻。

③、放進冰箱經過一晚，充分冷卻後裝盤，再撒上切碎的荷蘭芹即可。

★可依自己的喜好添上少許的蒜末或檸檬汁。附在咖哩料理旁更適合。

第6章

當成藥物的
海藻類和山野草

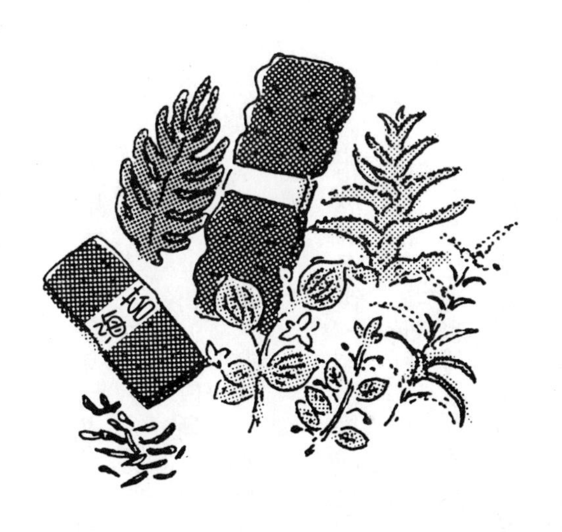

海藻類在日本是喜慶宴會時所用的食物。

昆布

藥效

預防高血壓／預防腸胃潰瘍／便秘／降血壓／防止肥胖／預防動脈硬化

白粉是
味道甘
美之源
利尻昆布為最佳
含有豐富的碘
乾物

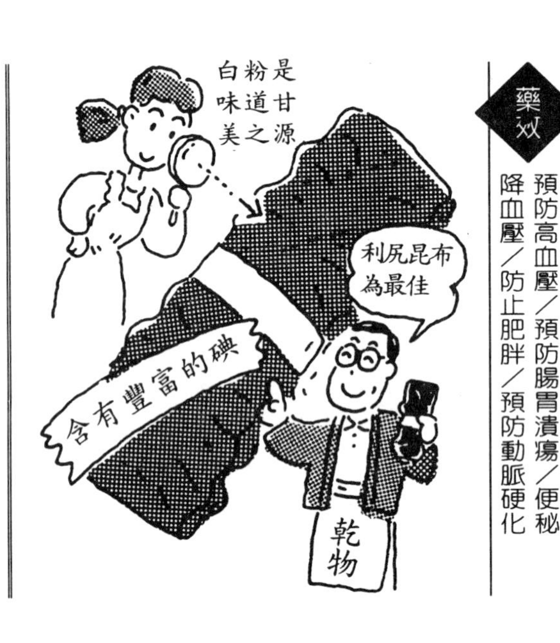

●第二年在夏天到秋天時採收

昆布是褐草類昆布科的海藻，在日本有十四屬四十五種。

昆布的一生是二年，並非隨時皆可採收，必須在第二年的夏秋收成。約九成屬於北海道，利尻、日高、羅臼、尾札部等是著名產地，其中以利尻昆的品質為最佳。

昆布熬高湯後，和纖維成直角來切二～三道切口，此時從切口會滲出甘美的味道。重點是冷水時就要放入。

熬高湯後不要丟掉，可做鹽昆布，其中還含有養分和大量纖維。切成小塊的四角形，和米醋一起放入鍋中，加水用小火燉煮，就可以簡單做成鹽昆布。

用昆布捲鯡魚，這種搭配不僅有營養，味覺上也很好吃，這是古人的體驗談。

此外，昆布和魚一起煮，或是用油來炸，使用方式很多，是相當優異的食品。獨居的人或是忙碌的職業婦女，沒有時間做昆布料理，建議使用昆布糊，可以直接拌飯吃。只要加入少許醬油和熱水，就可以做出美好的湯料理。多花心思，可以變化出不同的料理。

●秘訣是料理前不需要清洗，只要擦拭

好的昆布肉厚，而且是深綠色，摩擦時會發出聲音，這是由於充分乾燥。盡量選用沒有砂塵的良質昆布。

表面上像是有白色粉末，這是所謂的甘露糖醇，正是昆布獨特的甘美味道的成分，同時也是營養成分，不可以用水洗掉。用乾的毛巾將上面的砂子輕輕拭去即可。

●海藻中含有最多的碘

乾昆布的主要成分是碳水化合物，一〇〇g中含有五〇g之多，不過海草類的碳水化合物進入人體後是無法消化的，算是優異的「食物纖維」。和其他海草類相比，昆布的蛋白質較少，幾乎都是谷氨酸。

昆布在海藻中含有最多的碘。碘是甲狀腺所分泌的荷爾蒙甲狀腺素的成分，缺乏會造成甲狀腺機能障礙。

成人一天要攝取〇・一mg以上，所以經常吃海藻類食物的人不用擔心。國人一天平均攝取碘一～四mg。

碘還有促進毛髮發育的效果，聽說充分攝取昆布可以使毛髮更茂盛。

●能夠預防高血壓，使有害物質排至體外

昆布所含的氨基酸中有所謂的昆布寧，這是昆布特有的氨基酸，據說有預防高血壓的效果。

將昆布泡水會產生粘質，這是一種食物纖維，可使膽固醇等有害物質排至體外。近來，食品添加物造成問題，據說昆布可以使這些添加物排至體外。

●能夠預防因精神壓力而造成的腸胃潰瘍

昆布含有多量的鈣，此外還含有葉綠素，和膽汁結合能夠降低膽固醇值，預防胃、十二指腸潰瘍，據說也有治療的效果。

具有這些成分的昆布，能夠緩和壓力，腸胃容易受損的人適合食用。

●昆布水具有預防便秘、高血壓的效果

據說飲用「昆布水」這種健康飲料，可以預防便秘與高血壓，被稱作「根昆布健康法」。

根昆布放入杯中加水，放進冰箱經過一晚，這時昆布的營養就會溶於水中而成為昆布水。有便秘宿疾的人，早上起床後飲用會產生效果。

昆布本身還會殘留一些成分，所以可泡數次，同樣一塊昆布可以使用一～二週。

昆布和梅乾一起煮，據說能夠降低血壓，防止動脈硬化和肥胖。如果每天自製料理食用，血壓自然就會降低，身體變得輕快。

◆能夠消除口角炎的疼痛，使其早日痊癒

烤黑昆布的作法

①、取十公分長的昆布，不必洗淨，直接放在弱火上烤。或用烤箱來烤亦可。

②、經常上下翻面，讓它烤得乾乾的，然後放入小碗中壓碎成粉末狀。

③、利用濾茶器過濾，裝瓶保存。

★當出現口內炎時，要經常漱口，然後將烤黑的昆布粉抹在患處，一天數次就能治癒。

海帶芽

富含葉綠素的「海的黃綠色蔬菜」。飯桌上不可或缺的海草。

藥效　肩膀痠痛／養髮／防止肥胖／便秘／整腸

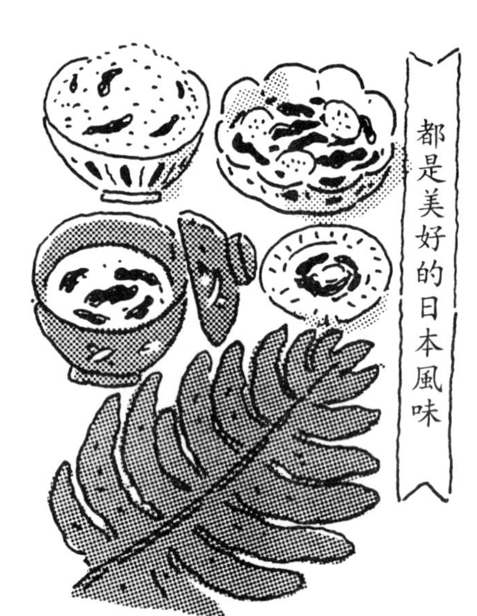

●養殖的葉較大、較軟

海帶芽是昆布科的海藻類，在五～六月採收。

有天然的和養殖的。天然的莖較粗，葉子較細，養殖的葉子較大而且較軟。吃時，天然的較硬，不過口感較佳，養殖的較柔軟。

生的海帶芽難以保存，一般市售品都是乾燥的或鹽漬的。

海帶芽的調理比昆布更簡單，是目前相當流行的食品之一。

●可運用於各種料理中

例如生魚片的配菜或是醋漬食物，可以生吃或拌飯，或和竹筍一起煮湯，使用的方法很多。

調理後，如果是乾的海帶芽要先泡水，但不可泡太久，鹽漬的海帶芽則用鹽洗過。用熱水燙過，海帶芽本來的深綠色鮮豔地呈現出來，看來十分可口。

乾燥的海帶芽用火烤，壓碎後可以拌飯吃。還有海帶芽湯、海帶芽沙拉等。

用油炒過也是一道料理。令人意外的，海帶芽和油十分搭配。

從醋漬料理或加入味噌湯時，滴幾滴芝麻油使味道更美好。

●能夠治療肩膀痠痛，活化新陳代謝

由於海帶芽生長在較淺處，接受陽光照射，因而產生較多的葉綠素。

生的海帶芽含有較多的維他命A和C、鈣質，成分類似陸地上的黃綠色蔬菜。

此外含有大量的碘，碘是甲狀腺荷爾蒙的主要成分，這種荷爾蒙叫做甲狀腺素，它可以促進全身的新陳代謝，據說對肩膀痠痛也有效。

碘對養髮有效果，能使頭髮保持烏黑，所以說海帶芽對頭髮有益。

●會使血液清澈，對便秘也有效

海帶芽是無熱量食品，最適合怕胖的人。它可以降低血液中的膽固醇，使血液變得清澈，可以說是長壽食品。

海帶芽的粘質具有整腸效果，對便秘有效，能使排便通暢。

羊栖菜

價格便宜，具有各種藥效，要多攝取的礦物質食物。

藥效

貧血／防止老化

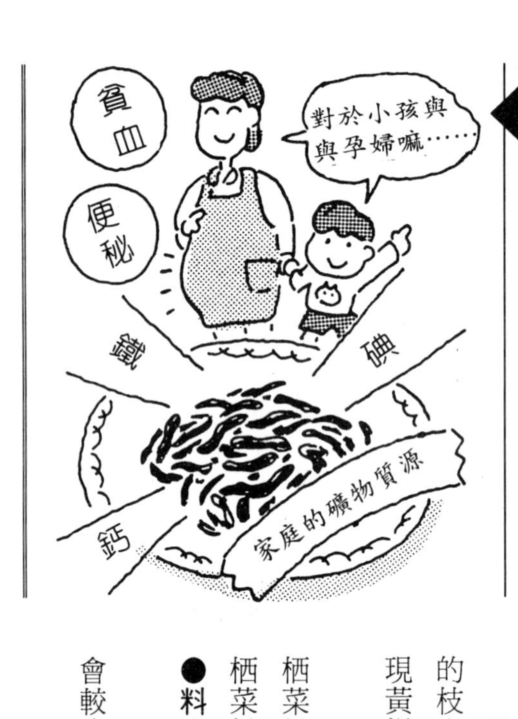

●海中是黃褐色，乾燥後變黑色

羊栖菜也叫作鹿尾菜，是褐藻類馬尾藻科的海藻，廣泛分佈於日本、朝鮮半島南部、中國沿岸，尤其是太平洋沿岸較多。

約可生長到三十cm～一m左右，小的枝上有葉，三～四月採收。在海中呈現黃褐色，採收乾燥後變成黑色。

超市販售的一般是長的羊栖菜和羊栖菜粉（羊栖菜牙）兩種，通常使用羊栖菜粉。

●料理方法多變

羊栖菜富含營養成分，不過食用機會較少，主要是不知料理法。

最具代表性的作法是什錦燉煮，不

過改變料理方法可以吃得更多。

例如，烤蛋中加入羊栖菜，或是做成沙拉，小黃瓜、萵苣和羊栖菜略拌，再淋上沙拉醬。或者拌白芝麻醬，就是一道下酒菜。

購買時要選黑色、有光澤的羊栖菜。

乾的羊栖菜在調理前要先用水仔細清洗，再泡水十五分鐘。會漲到五倍之多。生的羊栖菜稍微洗過就可以調理。煮之前用芝麻油炒過，比較好吃，而且營養成分的吸收較佳。

●富含鈣質，是小孩和孕婦最適合的食物

羊栖菜和海帶芽一樣，生長在較淺的海中，接受陽光，是以含有較多的葉綠素，被稱作「海的蔬菜」、「海的菠菜」。

尤其是羊栖菜含大量的鈣，乾的羊栖菜一〇〇g中含有鈣質一四〇〇mg，約為牛奶的十四倍，最適合小孩和孕婦了。鈣質可以安定神經。

●治好貧血引起的全身無力

此外也含有多量的鐵分，一〇〇g中有五五mg，是菠菜的十五倍。貧血的人多吃羊栖菜，可以消除疲勞，改善臉色。

●食物纖維可以治療便秘，防止老化

羊栖菜一〇〇g中含有食物纖維三五・五g。食物纖維具有整腸作用，所以對便秘有效，可以排除體內的老舊廢物，防止老化。

●碘使體內的新陳代謝順暢

當然也含有碘，碘和氨基酸中的酪氨酸結合，形成甲狀腺素這種甲狀腺荷爾蒙，它是促使新陳代謝順暢的重要荷爾蒙，缺乏時體溫會降低，而且變得焦躁。

此外，羊栖菜還可以使多餘的脂肪燃燒，是無熱量食物，最適合愛美人士。

●乾的羊栖菜是常備的礦物質源

羊栖菜含有豐富的鈣、鐵、碘，又能乾燥做長時間保存，其中的礦物質成分不會改變。

乾的羊栖菜和昆布的調理時間相比更短，而且一次可以大量攝取，是家庭中應該常備的礦物質源。

◆含有豐富的鐵和鈣的美容食品

羊栖菜沙拉的作法（二人份）

①、乾的羊栖菜二〇g用水洗過，泡水，再用熱水煮二～三分鐘，撈起。
②、趁熱加入醬油和少量的醋，然後冷卻。
③、火腿二片、小黃瓜二分之一根、榨菜一片，胡蘿蔔適量，全都切絲。
④、盤中舖上二～三葉萵苣，再把羊栖菜放到上頭。
⑤、其上再撒切絲的火腿、小黃瓜、榨菜、胡蘿蔔。
⑥、醬油三大匙、醋一又二分之一大匙、砂糖少許、芝麻油攪拌成醬汁，淋在上面即可。

海苔

冬天採收的寒海苔為上品，富含維他命A。

藥效 斑點／雀斑／燙傷

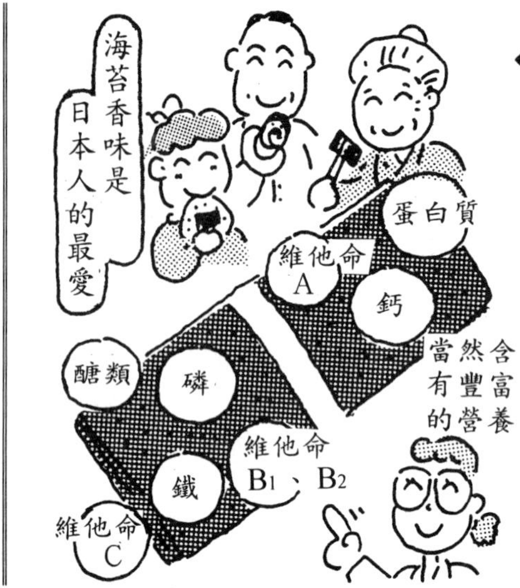

海苔香味是日本人的最愛

含富養然豐營當有的

蛋白質
維他命A
鈣
醣類
磷
維他命B1、B2
鐵
維他命C

●淺草海苔是青海苔的別種

海苔種類約有二十種之多。在東京灣採收的是有名的「淺草海苔」，和其他地方不一樣。

十一～十二月開始採收，在一～二月是盛產期。海苔的胞子在十月左右開始出現繁殖，到了翌年的四～五月消失，在繁殖期間採收。

幾乎所有海苔都經過乾燥，當季採收的生海苔很少出現在市場上。一般用來撒在飯上的青海苔，和淺草海苔是不同種類，青海苔屬石蓴科，像是薄羽青海苔、穴石蓴等當作材料。

海苔有它獨特的香味。平常撒在飯上配著吃，或用來捲吐司、包飯糰，此外也可以和魚一起吃，甚至把烏賊切絲拌海苔，都是美味的料理。青海苔大致上是粉末狀，可撒在炒麵上。購買時，要選青色到黑色、有光澤的海苔。相反的，不新鮮的海苔顏色很不自然。

●含有很多的維他命A，能夠保持健康

海苔含有三五％的蛋白質、四〇％的醣類，是海草類中質量佳的食品。還含有豐富的鈣、磷、鐵等礦物質和維他命，如A、B_1、B_2、B_{12}、C，尤其以A和C含量最多。維他命A是眼睛發育不可或缺的維他命，能夠保持健康。

此外，還含有豐富的食物纖維，對於運動不足而容易便秘的人有良效。維他命B_1、B_2和碘能夠促進新陳代謝，使皮膚的細胞再生。再豐富的維他命C對於斑點和雀斑有良效。

●海苔能夠治療燙傷

這是比較不同的用法，民間療法用海苔來治療燙傷。燙傷時馬上沖水，然後用充分泡過水的海苔敷在患處。如果覺得疼痛非常強烈，就再加一片海苔。

若是燙傷範圍較廣而嚴重時，要立刻送醫。只有輕微的燙傷才使用海苔緩和疼痛，同時不會留下傷痕。

受到重視、效能廣泛的植物

蘆薈

藥效

咳嗽／喉嚨痛／便秘／嘔吐／痔瘡／胃弱／手腳冰冷症／神經痛／風濕症／跌打損傷

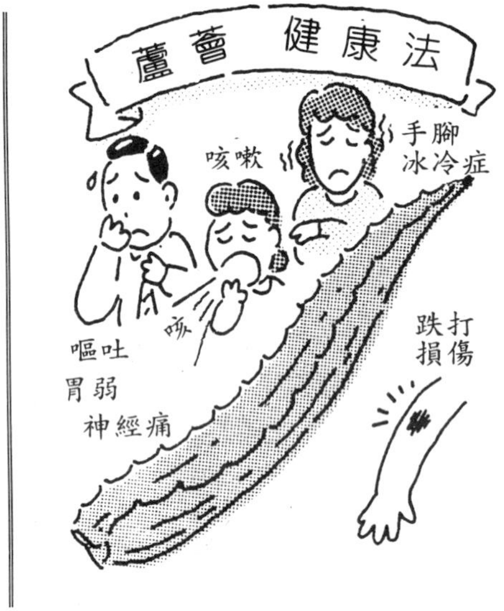

●光是日本一地就有八十種蘆薈

蘆薈本來分佈於地中海和非洲，是百合科的多肉植物，很久以前就傳到日本。

據說在一千年前，日本就已栽種蘆薈，現在非常普遍，幾乎全國皆可看到它的蹤跡。

蘆薈種類很多，光是日本一地就有八十種之多，被當作藥用植物栽培，像是劍蘆薈，長到三m高，有鋸齒狀的刺。

它具有很多藥效，有陣子還流行「蘆薈健康法」。

●飲用葉汁可以止咳去痰

中國自古以來就把蘆薈當作健胃、治療胃炎的中藥，在民間方法中，是利用蘆薈葉擠出的汁。

像是頑固的咳嗽、痰，飲用蘆薈葉擠出的汁能夠產生效用。還有輕微的感冒，可將蘆薈葉當作口香糖來咀嚼，吸吮它的汁液，能產生療效。這種汁有粘性，而且略帶苦味，不太容易吃下，但對喉嚨痛有良效。

如果怕苦味，可選擇蘆薈糖或蜂蜜蘆薈汁。

●對於便秘、嘔吐也有效

蘆薈的汁對便秘有效。每天飲用一小杯，如果覺得難喝，可以加其他果汁。以前，也被用來治療胃潰瘍，尤其是胃受損嘔吐時，飲用蘆薈汁就能消除胃的不適感。

●蘆薈酒對便秘、痔瘡、胃弱、手腳冰冷症有效

蘆薈酒對便秘、痔瘡、胃弱、手腳冰冷症、咳嗽有效。做成蘆薈酒以後，它的苦味會降低，無法直接飲用蘆薈葉汁液的人可以選擇這種方式。

而且效果比生葉緩和，適合老年人維持健康用。睡前喝上二杯即能產生效果。

●蘆薈溼布對神經痛、風濕症、跌打損傷有效

外用藥的作法是將蘆薈擠出的汁做成溼布，敷在神經痛、風溼症、跌打損傷的患部，能夠紓解症狀。

此外，燙傷時盡快地用水清洗蘆薈，然後泡在熱水中，將皮剝除，取肉貼在患部。也可用擦菜板將蘆薈磨碎，做成溼布。蘆薈具有消炎作用，能夠緩和患部的發炎症狀。

◆是止咳和治喉嚨痛的藥，連小孩子也喜歡

蘆薈糖的作法

①、仔細清洗蘆薈的葉子，去除刺，再用擦菜板磨碎擠汁，準備三分之一杯左右。

②、麥芽糖一杯放入鍋中，再倒進蘆薈汁。

③、在一個大鍋中燒水，再將②的鍋子直接放進去，一邊攪拌。

④、等到混合均勻，麥芽糖變軟，甚至變白之後，就將鍋子離火。

⑤、待涼之後裝瓶，放進冰箱保存。

★感冒、嚴重的咳嗽、喉嚨痛等，可取一匙蘆薈糖食用。一次大約一～二小匙，蘆薈糖不可存放過久，因此要盡早吃掉。

◆對於感冒、胃部不適有效

蜂蜜蘆薈的作法

①、取四～五片蘆薈葉洗淨，去除刺，切碎。

②、檸檬皮用熱水仔細清洗，將二分之一個帶皮檸檬切碎。

③、將①和②放入瓶中，再加一杯蜂蜜，仔細攪拌。

④、密封，放到冰箱存放三～四天即可食用。

★取一大匙蜂蜜蘆薈放進杯中，沖熱水服用。切碎的蘆薈和檸檬仔細咀嚼後吞下，如果不喜歡，可先用濾茶器過濾蜂蜜蘆薈，只喝熱水沖泡出來的汁液。無法存放很久，所以早點吃完。

◆對胃弱、便秘、手腳冰冷症有效

蘆薈酒的作法

①、取蘆薈生菜三〇〇g，切成五～六㎝長。

②、將①和冰糖一〇〇g放入浸泡水果用的瓶子中，注入一ℓ燒酒，密封，置於陰涼處。

③、經過二～三個月，用紗布過濾，裝瓶保存。

★一天一次一小杯，可在睡前飲用。

蕺菜

異味令人無法忍受，但是藥效高，到處採得到，應多加利用。

藥效

痱子／斑疹／濕疹／腫／蟲咬
痔瘡／整腸／強健／便秘

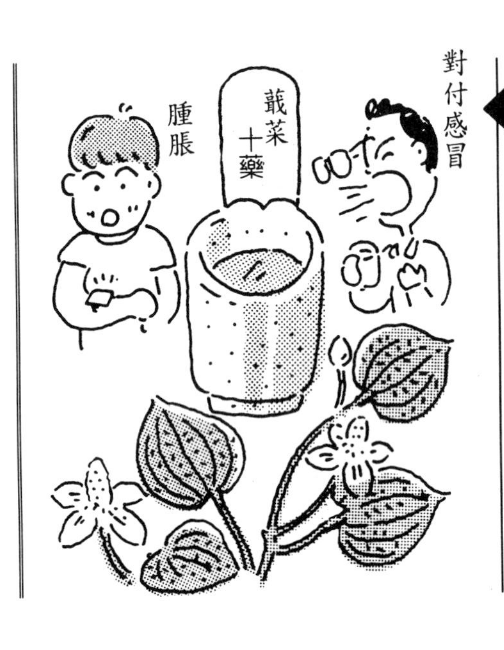

●自古以來被當作民間藥使用的野草

蕺菜別名「十藥」、「重藥」，具有很多藥效。

路邊、山地、溼地都可看到群生的蕺菜，是多年生草，可長到二十～五十公分高。會開白色的花，具有獨特的臭味。白色的地下莖縱橫交錯，葉子呈心型，為紫色。

蕺菜自古以來就被當作民間藥。

●對於蟲咬、腫脹有效

蕺菜對於蟲咬、腫脹、痔瘡有效。發腫時可以煎水來喝。也可將葉子用火烤過，然後貼在患部，吸取裡面的膿。

或者將葉和莖放在缽中，研磨出汁

液，塗在患部。一次所需的汁液大約要使用十～二十片葉子。像香港腳是白癬菌引起的皮膚病，還有痱子、斑疹、溼疹等，也都有效。

●對於預防便秘、高血壓有良效

用蕺菜葉做成的蕺菜茶，不只可以治療便秘，還有解毒、預防高血壓的作用。因為有很高的利尿效果，所以對水腫亦有良效。

由於可藉著尿液和糞便將體內的有毒物質排出，所以對腫疱、斑點也有效用。

此外，將根用水洗過，圓切成片晒乾，煎水飲用，可當作整腸藥、強壯藥、便秘藥。

◆具有利尿、緩下作用，可以治療便秘

蕺菜茶的作法

①、盡可能在開花期的五～六月採收蕺菜葉，然後充分乾燥，這就是中藥裡的「十藥」。如果採不到，可買現成的。

②、將十藥十五g和水五〇〇㎖放入鍋中，煮到剩下一半。

③、過濾，裝瓶保存，當作茶喝。

★充分乾燥的蕺菜葉幾乎沒有腥臭味，如果還是覺得難喝，可以充分冰涼後再來飲用。

◆能夠吸取腫疱中的膿，止痛

蕺菜治療法

①蕺菜生葉四～五片充分洗淨，用鋁箔紙包住，以瓦斯爐或烤箱烤到變軟為止。

②用清潔的紗布把烤軟的蕺菜葉輕揉成泥，貼在患處，一天換一～二次。

★尤其腫、化膿、疼痛時最有效。

不只可以做成艾草糰糬，在民間療法中有各種用處。

艾草

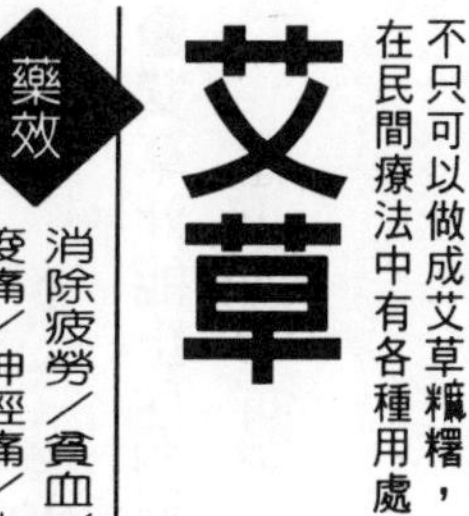

藥效　消除疲勞／貧血／手腳冰冷症／整腸／肩膀痠痛／神經痛／止血／肌肉疼痛／風濕症

●艾草糰糬不可或缺的野草

艾草是相當普遍的藥草，為菊科植物。

三月雛祭的供物中，艾草糰糬不可或缺。

清爽的香味和鮮豔的顏色看起來美味，而且還含有豐富的礦物質和維他命，莖乾燥後可做中藥，具有很高的藥效。

●艾草茶能消除疲勞，對貧血、手腳冰冷症有效

艾草茶是古人經常喝的飲料，到了夏天，把艾草葉洗淨後曬乾，切碎，再經過三天的陰乾即可。抓一把用熱水沖泡，就是艾草茶。

可以消除疲勞、強壯，對於貧血、手腳冰冷症有效。

如果嫌麻煩，亦可購買市售的艾草茶。

●根是神經痛的藥，嫩葉是整腸、利尿藥

神經痛、風濕症的人，可用艾草葉和麥、甘草煎水飲用，就能緩和症狀。此外，根煎水來喝對神經痛有療效。

嫩葉和嫩芽用水煎服，具有整腸、利尿作用，可以改善新陳代謝。

●可以治療肩膀痠痛，是天然的沐浴劑

拿艾草葉泡澡，可以促進血液循環，對肩膀痠痛和肌肉疼痛有效。

取艾草葉五〇～一〇〇g，切碎後放入棉布袋中，綁緊袋口，放進洗澡水中。不但有清香的味道，還有藥效。

此外，艾草葉的成分還有緩和癢的作用。

●艾草汁能止住割傷出血

在止血上可應用艾草。將其搓揉出汁，塗在割傷傷口，再敷上搓揉過的葉子。

艾草酒的作法

◆有強壯效果，可以止腹痛

①、在八～十月採收成長的艾草，洗淨後去除水氣。

②、艾草二〇〇g和冰糖一〇〇～二〇〇g，放到浸泡水果酒的瓶中，再注入一ℓ燒酒。

③、密封，放在陰涼處二個月，再用紗布過濾即可。

★睡前喝一小杯。

枸杞

葉、果實、根都有強壯效果，一時興起「枸杞健康法」。

藥效 強壯／增強精力／消除疲勞 預防動脈硬化

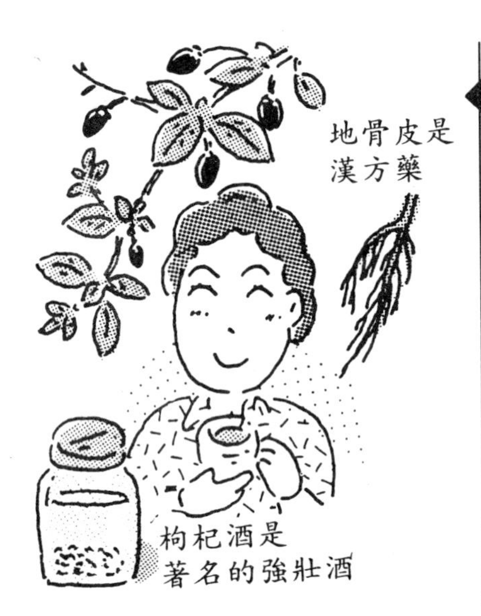

●喜歡溼氣，生命力旺盛的植物

它是茄科的落葉灌木，可以長到一～二m高，在路旁、原野、海邊等有溼氣的地方就可看到它的蹤影，生命力強，一般將它當作圍籬。

夏天葉子被蟲啃而枯萎，到了秋天長出新芽，九月左右開花，並且結果實，果實像茱萸，成熟時轉紅。

它的果實、葉子、根都有藥效，狀似野草，但是吃起來美味，是非常優異的植物。

●葉有強壯、強精效果

枸杞的葉子可生吃，亦可加以調理，據說有強壯、強精的效果。

嫩葉可涼拌，或用醬汁浸泡，或加

進味噌湯。嫩葉燙過後切碎，用來拌飯也有藥效。此外用熱水燙一下，可做成醋漬物，或和蔬菜拌炒。

它是野草中較易入口的植物。

●被當作強壯劑

中國古老的醫書《神農本草經》中，將枸杞當作養命藥。

枸杞、皂莢、通草的葉子混合做成茶飲用，據說可以活到二百歲。

日本在平安時代傳進，據說文德天皇特闢專用庭園栽種枸杞，而管理者因為經常摘取枸杞，活到一二〇歲。不管是在中國或日本，枸杞的藥效都有很高的評價。

枸杞被當作強壯劑是因為具有清血的作用。

●枸杞茶具有消除疲勞的效果

將葉子陰乾，然後煎水做成枸杞茶。中藥中稱果實為「枸杞子」，根為「地骨皮」。地骨皮是因為外形像骨，所以得名。

春天摘取的葉子曬乾煎茶，據說能夠消除疲勞。而夏天的新葉做茶，據說對手腳冰冷症有效。枸杞茶能夠強化胃腸，持續飲用可以增強體力，毛病自然消除。

枸杞子含有維他命 B_1、B_2和芸香苷，能夠健全血管，據說有預防動脈硬化的效用。

地骨皮煎水飲用，可以止咳去痰，據說有解熱效果。

●枸杞酒具有強壯效果

枸杞酒是以成熟的果實泡酒。

這種沒有特殊味道、容易飲用的藥酒，據說有消除疲勞、強壯的效果，相當受歡迎。也可以加入蜂蜜，或加水稀釋飲用。

◆能夠消除疲勞，增強體力

枸杞酒的作法1（使用乾的果實）

①、將乾的枸杞果實（枸杞子，中藥店買得到）一五〇g和冰糖一五〇g放到浸泡水果酒的瓶中。

②、注入一・八ℓ燒酒，密封。

③、放在陰暗處經過二～三個月，用紗布過濾。

★每天睡前喝一小杯。

◆如果有枸杞樹務必嘗試

枸杞酒的作法2（使用生的果實）

①、將生的枸杞果實五〇〇g用水洗淨，瀝乾水分。
②、放入研鉢中磨碎，再用網目較細的絹布做成的布袋裝起來。
③、把袋子放到浸泡水果酒的瓶中，再加入一ℓ燒酒。
④、密封，放在陰暗處經過二週。
★生的枸杞果實不需要加冰糖，自然就會產生甘甜的味道，喝時可加入少量蜂蜜。睡前飲用一小杯。

◆會止咳、退熱

枸杞根的煎液作法

①、將枸杞根的皮（地骨皮，可在中藥店購得）三～七g放入鍋中，加入九〇〇mℓ水，加熱。
②、用弱火煮至剩下五〇〇mℓ左右。
③、用紗布過濾，放在冰箱中保存。
★早晚服用半杯。

大展出版社有限公司 圖書目錄

地址：台北市北投區(石牌)　　電話：(02)28236031
致遠一路二段 12 巷 1 號　　28236033
郵撥：0166955～1　　傳真：(02)28272069

・法律專欄連載・電腦編號 58

台大法學院　法律學系／策劃
法律服務社／編著

1.	別讓您的權利睡著了 [1]	200 元
2.	別讓您的權利睡著了 [2]	200 元

・秘傳占卜系列・電腦編號 14

1.	手相術	淺野八郎著	150 元
2.	人相術	淺野八郎著	150 元
3.	西洋占星術	淺野八郎著	150 元
4.	中國神奇占卜	淺野八郎著	150 元
5.	夢判斷	淺野八郎著	150 元
6.	前世、來世占卜	淺野八郎著	150 元
7.	法國式血型學	淺野八郎著	150 元
8.	靈感、符咒學	淺野八郎著	150 元
9.	紙牌占卜學	淺野八郎著	150 元
10.	ESP 超能力占卜	淺野八郎著	150 元
11.	猶太數的秘術	淺野八郎著	150 元
12.	新心理測驗	淺野八郎著	160 元
13.	塔羅牌預言秘法	淺野八郎著	200 元

・趣味心理講座・電腦編號 15

1.	性格測驗① 探索男與女	淺野八郎著	140 元
2.	性格測驗② 透視人心奧秘	淺野八郎著	140 元
3.	性格測驗③ 發現陌生的自己	淺野八郎著	140 元
4.	性格測驗④ 發現你的真面目	淺野八郎著	140 元
5.	性格測驗⑤ 讓你們吃驚	淺野八郎著	140 元
6.	性格測驗⑥ 洞穿心理盲點	淺野八郎著	140 元
7.	性格測驗⑦ 探索對方心理	淺野八郎著	140 元
8.	性格測驗⑧ 由吃認識自己	淺野八郎著	160 元
9.	性格測驗⑨ 戀愛知多少	淺野八郎著	160 元
10.	性格測驗⑩ 由裝扮瞭解人心	淺野八郎著	160 元

11. 性格測驗⑪ 敲開內心玄機	淺野八郎著	140 元
12. 性格測驗⑫ 透視你的未來	淺野八郎著	160 元
13. 血型與你的一生	淺野八郎著	160 元
14. 趣味推理遊戲	淺野八郎著	160 元
15. 行為語言解析	淺野八郎著	160 元

・婦 幼 天 地・電腦編號 16

1. 八萬人減肥成果	黃靜香譯	180 元
2. 三分鐘減肥體操	楊鴻儒譯	150 元
3. 窈窕淑女美髮秘訣	柯素娥譯	130 元
4. 使妳更迷人	成 玉譯	130 元
5. 女性的更年期	官舒妍編譯	160 元
6. 胎內育兒法	李玉瓊編譯	150 元
7. 早產兒袋鼠式護理	唐岱蘭譯	200 元
8. 初次懷孕與生產	婦幼天地編譯組	180 元
9. 初次育兒 12 個月	婦幼天地編譯組	180 元
10. 斷乳食與幼兒食	婦幼天地編譯組	180 元
11. 培養幼兒能力與性向	婦幼天地編譯組	180 元
12. 培養幼兒創造力的玩具與遊戲	婦幼天地編譯組	180 元
13. 幼兒的症狀與疾病	婦幼天地編譯組	180 元
14. 腿部苗條健美法	婦幼天地編譯組	180 元
15. 女性腰痛別忽視	婦幼天地編譯組	150 元
16. 舒展身心體操術	李玉瓊編譯	130 元
17. 三分鐘臉部體操	趙薇妮著	160 元
18. 生動的笑容表情術	趙薇妮著	160 元
19. 心曠神怡減肥法	川津祐介著	130 元
20. 內衣使妳更美麗	陳玄茹譯	130 元
21. 瑜伽美姿美容	黃靜香編著	180 元
22. 高雅女性裝扮學	陳珮玲譯	180 元
23. 蠶糞肌膚美顏法	坂梨秀子著	160 元
24. 認識妳的身體	李玉瓊譯	160 元
25. 產後恢復苗條體態	居理安・芙萊喬著	200 元
26. 正確護髮美容法	山崎伊久江著	180 元
27. 安琪拉美姿養生學	安琪拉蘭斯博瑞著	180 元
28. 女體性醫學剖析	增田豐著	220 元
29. 懷孕與生產剖析	岡部綾子著	180 元
30. 斷奶後的健康育兒	東城百合子著	220 元
31. 引出孩子幹勁的責罵藝術	多湖輝著	170 元
32. 培養孩子獨立的藝術	多湖輝著	170 元
33. 子宮肌瘤與卵巢囊腫	陳秀琳編著	180 元
34. 下半身減肥法	納他夏・史達賓著	180 元
35. 女性自然美容法	吳雅菁編著	180 元
36. 再也不發胖	池園悅太郎著	170 元

37. 生男生女控制術	中垣勝裕著	220 元
38. 使妳的肌膚更亮麗	楊　皓編著	170 元
39. 臉部輪廓變美	芝崎義夫著	180 元
40. 斑點、皺紋自己治療	高須克彌著	180 元
41. 面皰自己治療	伊藤雄康著	180 元
42. 隨心所欲瘦身冥想法	原久子著	180 元
43. 胎兒革命	鈴木丈織著	180 元
44. NS 磁氣平衡法塑造窈窕奇蹟	古屋和江著	180 元
45. 享瘦從腳開始	山田陽子著	180 元
46. 小改變瘦 4 公斤	宮本裕子著	180 元
47. 軟管減肥瘦身	高橋輝男著	180 元
48. 海藻精神秘美容法	劉名揚編著	180 元
49. 肌膚保養與脫毛	鈴木真理著	180 元
50. 10 天減肥 3 公斤	彤雲編輯組	180 元

・青春天地・電腦編號 17

1. A 血型與星座	柯素娥編譯	160 元
2. B 血型與星座	柯素娥編譯	160 元
3. O 血型與星座	柯素娥編譯	160 元
4. AB 血型與星座	柯素娥編譯	120 元
5. 青春期性教室	呂貴嵐編譯	130 元
6. 事半功倍讀書法	王毅希編譯	150 元
7. 難解數學破題	宋釗宜編譯	130 元
8. 速算解題技巧	宋釗宜編譯	130 元
9. 小論文寫作秘訣	林顯茂編譯	120 元
11. 中學生野外遊戲	熊谷康編著	120 元
12. 恐怖極短篇	柯素娥編譯	130 元
13. 恐怖夜話	小毛驢編譯	130 元
14. 恐怖幽默短篇	小毛驢編譯	120 元
15. 黑色幽默短篇	小毛驢編譯	120 元
16. 靈異怪談	小毛驢編譯	130 元
17. 錯覺遊戲	小毛驢編著	130 元
18. 整人遊戲	小毛驢編著	150 元
19. 有趣的超常識	柯素娥編譯	130 元
20. 哦！原來如此	林慶旺編譯	130 元
21. 趣味競賽 100 種	劉名揚編譯	120 元
22. 數學謎題入門	宋釗宜編譯	150 元
23. 數學謎題解析	宋釗宜編譯	150 元
24. 透視男女心理	林慶旺編譯	120 元
25. 少女情懷的自白	李桂蘭編譯	120 元
26. 由兄弟姊妹看命運	李玉瓊編譯	130 元
27. 趣味的科學魔術	林慶旺編譯	150 元

28. 趣味的心理實驗室　李燕玲編譯　150元
29. 愛與性心理測驗　小毛驢編譯　130元
30. 刑案推理解謎　小毛驢編譯　130元
31. 偵探常識推理　小毛驢編譯　130元
32. 偵探常識解謎　小毛驢編譯　130元
33. 偵探推理遊戲　小毛驢編譯　130元
34. 趣味的超魔術　廖玉山編著　150元
35. 趣味的珍奇發明　柯素娥編著　150元
36. 登山用具與技巧　陳瑞菊編著　150元

·健康天地· 電腦編號 18

1. 壓力的預防與治療　柯素娥編譯　130元
2. 超科學氣的魔力　柯素娥編譯　130元
3. 尿療法治病的神奇　中尾良一著　130元
4. 鐵證如山的尿療法奇蹟　廖玉山譯　120元
5. 一日斷食健康法　葉慈容編譯　150元
6. 胃部強健法　陳炳崑譯　120元
7. 癌症早期檢查法　廖松濤譯　160元
8. 老人痴呆症防止法　柯素娥編譯　130元
9. 松葉汁健康飲料　陳麗芬編譯　130元
10. 揉肚臍健康法　永井秋夫著　150元
11. 過勞死、猝死的預防　卓秀貞編譯　130元
12. 高血壓治療與飲食　藤山順豐著　150元
13. 老人看護指南　柯素娥編譯　150元
14. 美容外科淺談　楊啟宏著　150元
15. 美容外科新境界　楊啟宏著　150元
16. 鹽是天然的醫生　西英司郎著　140元
17. 年輕十歲不是夢　梁瑞麟譯　200元
18. 茶料理治百病　桑野和民著　180元
19. 綠茶治病寶典　桑野和民著　150元
20. 杜仲茶養顏減肥法　西田博著　150元
21. 蜂膠驚人療效　瀨長良三郎著　180元
22. 蜂膠治百病　瀨長良三郎著　180元
23. 醫藥與生活(一)　鄭炳全著　180元
24. 鈣長生寶典　落合敏著　180元
25. 大蒜長生寶典　木下繁太郎著　160元
26. 居家自我健康檢查　石川恭三著　160元
27. 永恆的健康人生　李秀鈴譯　200元
28. 大豆卵磷脂長生寶典　劉雪卿譯　150元
29. 芳香療法　梁艾琳譯　160元
30. 醋長生寶典　柯素娥譯　180元
31. 從星座透視健康　席拉·吉蒂斯著　180元
32. 愉悅自在保健學　野本二士夫著　160元

33. 裸睡健康法	丸山淳士等著	160 元
34. 糖尿病預防與治療	藤田順豐著	180 元
35. 維他命長生寶典	菅原明子著	180 元
36. 維他命 C 新效果	鐘文訓編	150 元
37. 手、腳病理按摩	堤芳朗著	160 元
38. AIDS 瞭解與預防	彼得塔歇爾著	180 元
39. 甲殼質殼聚糖健康法	沈永嘉譯	160 元
40. 神經痛預防與治療	木下真男著	160 元
41. 室內身體鍛鍊法	陳炳崑編著	160 元
42. 吃出健康藥膳	劉大器編著	180 元
43. 自我指壓術	蘇燕謀編著	160 元
44. 紅蘿蔔汁斷食療法	李玉瓊編著	150 元
45. 洗心術健康秘法	竺翠萍編譯	170 元
46. 枇杷葉健康療法	柯素娥編譯	180 元
47. 抗衰血癒	楊啟宏著	180 元
48. 與癌搏鬥記	逸見政孝著	180 元
49. 冬蟲夏草長生寶典	高橋義博著	170 元
50. 痔瘡・大腸疾病先端療法	宮島伸宜著	180 元
51. 膠布治癒頑固慢性病	加瀨建造著	180 元
52. 芝麻神奇健康法	小林貞作著	170 元
53. 香煙能防止癡呆？	高田明和著	180 元
54. 穀菜食治癌療法	佐藤成志著	180 元
55. 貼藥健康法	松原英多著	180 元
56. 克服癌症調和道呼吸法	帶津良一著	180 元
57. B 型肝炎預防與治療	野村喜重郎著	180 元
58. 青春永駐養生導引術	早島正雄著	180 元
59. 改變呼吸法創造健康	原久子著	180 元
60. 荷爾蒙平衡養生秘訣	出村博著	180 元
61. 水美肌健康法	井戶勝富著	170 元
62. 認識食物掌握健康	廖梅珠編著	170 元
63. 痛風劇痛消除法	鈴木吉彥著	180 元
64. 酸莖菌驚人療效	上田明彥著	180 元
65. 大豆卵磷脂治現代病	神津健一著	200 元
66. 時辰療法—危險時刻凌晨 4 時	呂建強等著	180 元
67. 自然治癒力提升法	帶津良一著	180 元
68. 巧妙的氣保健法	藤平墨子著	180 元
69. 治癒 C 型肝炎	熊田博光著	180 元
70. 肝臟病預防與治療	劉名揚編著	180 元
71. 腰痛平衡療法	荒井政信著	180 元
72. 根治多汗症、狐臭	稻葉益巳著	220 元
73. 40 歲以後的骨質疏鬆症	沈永嘉譯	180 元
74. 認識中藥	松下一成著	180 元
75. 認識氣的科學	佐佐木茂美著	180 元
76. 我戰勝了癌症	安田伸著	180 元

77. 斑點是身心的危險信號	中野進著	180 元
78. 艾波拉病毒大震撼	玉川重德著	180 元
79. 重新還我黑髮	桑名隆一郎著	180 元
80. 身體節律與健康	林博史著	180 元
81. 生薑治萬病	石原結實著	180 元
82. 靈芝治百病	陳瑞東著	180 元
83. 木炭驚人的威力	大槻彰著	200 元
84. 認識活性氧	井土貴司著	180 元
85. 深海鮫治百病	廖玉山編著	180 元
86. 神奇的蜂王乳	井上丹治著	180 元
87. 卡拉 OK 健腦法	東潔著	180 元
88. 卡拉 OK 健康法	福田伴男著	180 元
89. 醫藥與生活(二)	鄭炳全著	200 元
90. 洋蔥治百病	宮尾興平著	180 元

・實用女性學講座・電腦編號 19

1. 解讀女性內心世界	島田一男著	150 元
2. 塑造成熟的女性	島田一男著	150 元
3. 女性整體裝扮學	黃靜香編著	180 元
4. 女性應對禮儀	黃靜香編著	180 元
5. 女性婚前必修	小野十傳著	200 元
6. 徹底瞭解女人	田口二州著	180 元
7. 拆穿女性謊言 88 招	島田一男著	200 元
8. 解讀女人心	島田一男著	200 元
9. 俘獲女性絕招	志賀貢著	200 元
10. 愛情的壓力解套	中村理英子著	200 元

・校園系列・電腦編號 20

1. 讀書集中術	多湖輝著	150 元
2. 應考的訣竅	多湖輝著	150 元
3. 輕鬆讀書贏得聯考	多湖輝著	150 元
4. 讀書記憶秘訣	多湖輝著	150 元
5. 視力恢復！超速讀術	江錦雲譯	180 元
6. 讀書 36 計	黃柏松編著	180 元
7. 驚人的速讀術	鐘文訓編著	170 元
8. 學生課業輔導良方	多湖輝著	180 元
9. 超速讀超記憶法	廖松濤編著	180 元
10. 速算解題技巧	宋釗宜編著	200 元
11. 看圖學英文	陳炳崑編著	200 元
12. 讓孩子最喜歡數學	沈永嘉譯	180 元

・實用心理學講座・電腦編號 21

1.	拆穿欺騙伎倆	多湖輝著	140 元
2.	創造好構想	多湖輝著	140 元
3.	面對面心理術	多湖輝著	160 元
4.	偽裝心理術	多湖輝著	140 元
5.	透視人性弱點	多湖輝著	140 元
6.	自我表現術	多湖輝著	180 元
7.	不可思議的人性心理	多湖輝著	180 元
8.	催眠術入門	多湖輝著	150 元
9.	責罵部屬的藝術	多湖輝著	150 元
10.	精神力	多湖輝著	150 元
11.	厚黑說服術	多湖輝著	150 元
12.	集中力	多湖輝著	150 元
13.	構想力	多湖輝著	150 元
14.	深層心理術	多湖輝著	160 元
15.	深層語言術	多湖輝著	160 元
16.	深層說服術	多湖輝著	180 元
17.	掌握潛在心理	多湖輝著	160 元
18.	洞悉心理陷阱	多湖輝著	180 元
19.	解讀金錢心理	多湖輝著	180 元
20.	拆穿語言圈套	多湖輝著	180 元
21.	語言的內心玄機	多湖輝著	180 元
22.	積極力	多湖輝著	180 元

・超現實心理講座・電腦編號 22

1.	超意識覺醒法	詹蔚芬編譯	130 元
2.	護摩秘法與人生	劉名揚編譯	130 元
3.	秘法！超級仙術入門	陸明譯	150 元
4.	給地球人的訊息	柯素娥編著	150 元
5.	密教的神通力	劉名揚編著	130 元
6.	神秘奇妙的世界	平川陽一著	180 元
7.	地球文明的超革命	吳秋嬌譯	200 元
8.	力量石的秘密	吳秋嬌譯	180 元
9.	超能力的靈異世界	馬小莉譯	200 元
10.	逃離地球毀滅的命運	吳秋嬌譯	200 元
11.	宇宙與地球終結之謎	南山宏著	200 元
12.	驚世奇功揭秘	傅起鳳著	200 元
13.	啟發身心潛力心象訓練法	栗田昌裕著	180 元
14.	仙道術遁甲法	高藤聰一郎著	220 元
15.	神通力的秘密	中岡俊哉著	180 元
16.	仙人成仙術	高藤聰一郎著	200 元

17. 仙道符咒氣功法	高藤聰一郎著	220元
18. 仙道風水術尋龍法	高藤聰一郎著	200元
19. 仙道奇蹟超幻像	高藤聰一郎著	200元
20. 仙道鍊金術房中法	高藤聰一郎著	200元
21. 奇蹟超醫療治癒難病	深野一幸著	220元
22. 揭開月球的神秘力量	超科學研究會	180元
23. 西藏密教奧義	高藤聰一郎著	250元
24. 改變你的夢術入門	高藤聰一郎著	250元

・養生保健・電腦編號 23

1. 醫療養生氣功	黃孝寬著	250元
2. 中國氣功圖譜	余功保著	230元
3. 少林醫療氣功精粹	井玉蘭著	250元
4. 龍形實用氣功	吳大才等著	220元
5. 魚戲增視強身氣功	宮　嬰著	220元
6. 嚴新氣功	前新培金著	250元
7. 道家玄牝氣功	張　章著	200元
8. 仙家秘傳袪病功	李遠國著	160元
9. 少林十大健身功	秦慶豐著	180元
10. 中國自控氣功	張明武著	250元
11. 醫療防癌氣功	黃孝寬著	250元
12. 醫療強身氣功	黃孝寬著	250元
13. 醫療點穴氣功	黃孝寬著	250元
14. 中國八卦如意功	趙維漢著	180元
15. 正宗馬禮堂養氣功	馬禮堂著	420元
16. 秘傳道家筋經內丹功	王慶餘著	280元
17. 三元開慧功	辛桂林著	250元
18. 防癌治癌新氣功	郭　林著	180元
19. 禪定與佛家氣功修煉	劉天君著	200元
20. 顛倒之術	梅自強著	360元
21. 簡明氣功辭典	吳家駿編	360元
22. 八卦三合功	張全亮著	230元
23. 朱砂掌健身養生功	楊永著	250元
24. 抗老功	陳九鶴著	230元
25. 意氣按穴排濁自療法	黃啟運編著	250元

・社會人智囊・電腦編號 24

1. 糾紛談判術	清水增三著	160元
2. 創造關鍵術	淺野八郎著	150元
3. 觀人術	淺野八郎著	180元
4. 應急詭辯術	廖英迪編著	160元

5. 天才家學習術	木原武一著	160元
6. 貓型狗式鑑人術	淺野八郎著	180元
7. 逆轉運掌握術	淺野八郎著	180元
8. 人際圓融術	澀谷昌三著	160元
9. 解讀人心術	淺野八郎著	180元
10. 與上司水乳交融術	秋元隆司著	180元
11. 男女心態定律	小田晉著	180元
12. 幽默說話術	林振輝編著	200元
13. 人能信賴幾分	淺野八郎著	180元
14. 我一定能成功	李玉瓊譯	180元
15. 獻給青年的嘉言	陳蒼杰譯	180元
16. 知人、知面、知其心	林振輝編著	180元
17. 塑造堅強的個性	坂上肇著	180元
18. 為自己而活	佐藤綾子著	180元
19. 未來十年與愉快生活有約	船井幸雄著	180元
20. 超級銷售話術	杜秀卿譯	180元
21. 感性培育術	黃靜香編著	180元
22. 公司新鮮人的禮儀規範	蔡媛惠譯	180元
23. 傑出職員鍛鍊術	佐佐木正著	180元
24. 面談獲勝戰略	李芳黛譯	180元
25. 金玉良言撼人心	森純大著	180元
26. 男女幽默趣典	劉華亭編著	180元
27. 機智說話術	劉華亭編著	180元
28. 心理諮商室	柯素娥譯	180元
29. 如何在公司崢嶸頭角	佐佐木正著	180元
30. 機智應對術	李玉瓊編著	200元
31. 克服低潮良方	坂野雄二著	180元
32. 智慧型說話技巧	沈永嘉編著	180元
33. 記憶力、集中力增進術	廖松濤編著	180元
34. 女職員培育術	林慶旺編著	180元
35. 自我介紹與社交禮儀	柯素娥編著	180元
36. 積極生活創幸福	田中真澄著	180元
37. 妙點子超構想	多湖輝著	180元
38. 說 NO 的技巧	廖玉山編著	180元
39. 一流說服力	李玉瓊編著	180元
40. 般若心經成功哲學	陳鴻蘭編著	180元
41. 訪問推銷術	黃靜香編著	180元
42. 男性成功秘訣	陳蒼杰編著	180元

・精 選 系 列・電腦編號 25

1. 毛澤東與鄧小平	渡邊利夫等著	280元
2. 中國大崩裂	江戶介雄著	180元
3. 台灣・亞洲奇蹟	上村幸治著	220元

4. 7-ELEVEN 高盈收策略　國友隆一著　180元
5. 台灣獨立（新・中國日本戰爭一）　森詠著　200元
6. 迷失中國的末路　江戶雄介著　220元
7. 2000年5月全世界毀滅　紫藤甲子男著　180元
8. 失去鄧小平的中國　小島朋之著　220元
9. 世界史爭議性異人傳　桐生操著　200元
10. 淨化心靈享人生　松濤弘道著　220元
11. 人生心情診斷　賴藤和寬著　220元
12. 中美大決戰　檜山良昭著　220元
13. 黃昏帝國美國　莊雯琳譯　220元
14. 兩岸衝突（新・中國日本戰爭二）　森詠著　220元
15. 封鎖台灣（新・中國日本戰爭三）　森詠著　220元
16. 中國分裂（新・中國日本戰爭四）　森詠著　220元
17. 由女變男的我　虎井正衛著　200元
18. 佛學的安心立命　松濤弘道著　220元

・運動遊戲・電腦編號 26

1. 雙人運動　李玉瓊譯　160元
2. 愉快的跳繩運動　廖玉山譯　180元
3. 運動會項目精選　王佑京譯　150元
4. 肋木運動　廖玉山譯　150元
5. 測力運動　王佑宗譯　150元
6. 游泳入門　唐桂萍編著　200元

・休閒娛樂・電腦編號 27

1. 海水魚飼養法　田中智浩著　300元
2. 金魚飼養法　曾雪玫譯　250元
3. 熱門海水魚　毛利匡明著　480元
4. 愛犬的教養與訓練　池田好雄著　250元
5. 狗教養與疾病　杉浦哲著　220元
6. 小動物養育技巧　三上昇著　300元
20. 園藝植物管理　船越亮二著　200元

・銀髮族智慧學・電腦編號 28

1. 銀髮六十樂逍遙　多湖輝著　170元
2. 人生六十反年輕　多湖輝著　170元
3. 六十歲的決斷　多湖輝著　170元
4. 銀髮族健身指南　孫瑞台編著　250元

·飲食保健· 電腦編號 29

1.	自己製作健康茶	大海淳著	220 元
2.	好吃、具藥效茶料理	德永睦子著	220 元
3.	改善慢性病健康藥草茶	吳秋嬌譯	200 元
4.	藥酒與健康果菜汁	成玉編著	250 元
5.	家庭保健養生湯	馬汴梁編著	220 元
6.	降低膽固醇的飲食	早川和志著	200 元
7.	女性癌症的飲食	女子營養大學	280 元
8.	痛風者的飲食	女子營養大學	280 元
9.	貧血者的飲食	女子營養大學	280 元
10.	高脂血症者的飲食	女子營養大學	280 元
11.	男性癌症的飲食	女子營養大學	280 元
12.	過敏者的飲食	女子營養大學	280 元
13.	心臟病的飲食	女子營養大學	280 元

·家庭醫學保健· 電腦編號 30

1.	女性醫學大全	雨森良彥著	380 元
2.	初為人父育兒寶典	小瀧周曹著	220 元
3.	性活力強健法	相建華著	220 元
4.	30 歲以上的懷孕與生產	李芳黛編著	220 元
5.	舒適的女性更年期	野末悅子著	200 元
6.	夫妻前戲的技巧	笠井寬司著	200 元
7.	病理足穴按摩	金慧明著	220 元
8.	爸爸的更年期	河野孝旺著	200 元
9.	橡皮帶健康法	山田晶著	180 元
10.	三十三天健美減肥	相建華等著	180 元
11.	男性健美入門	孫玉祿編著	180 元
12.	強化肝臟秘訣	主婦の友社編	200 元
13.	了解藥物副作用	張果馨譯	200 元
14.	女性醫學小百科	松山榮吉著	200 元
15.	左轉健康法	龜田修等著	200 元
16.	實用天然藥物	鄭炳全編著	260 元
17.	神秘無痛平衡療法	林宗駛著	180 元
18.	膝蓋健康法	張果馨譯	180 元
19.	針灸治百病	葛書翰著	250 元
20.	異位性皮膚炎治癒法	吳秋嬌譯	220 元
21.	禿髮白髮預防與治療	陳炳崑編著	180 元
22.	埃及皇宮菜健康法	飯森薰著	200 元
23.	肝臟病安心治療	上野幸久著	220 元
24.	耳穴治百病	陳抗美等著	250 元
25.	高效果指壓法	五十嵐康彥著	200 元

26. 瘦水、胖水　鈴木園子著　200 元
27. 手針新療法　朱振華著　200 元
28. 香港腳預防與治療　劉小惠譯　200 元
29. 智慧飲食吃出健康　柯富陽編著　200 元
30. 牙齒保健法　廖玉山編著　200 元
31. 恢復元氣養生食　張果馨譯　200 元
32. 特效推拿按摩術　李玉田著　200 元
33. 一週一次健康法　若狹真著　200 元
34. 家常科學膳食　大塚滋著　200 元
35. 夫妻們關心的男性不孕　原利夫著　220 元
36. 自我瘦身美容　馬野詠子著　200 元
37. 魔法姿勢益健康　五十嵐康彥著　200 元
38. 眼病錘療法　馬栩周著　200 元
39. 預防骨質疏鬆症　藤田拓男著　200 元
40. 骨質增生效驗方　李吉茂編著　250 元

・超經營新智慧・電腦編號 31

1. 躍動的國家越南　林雅倩譯　250 元
2. 甦醒的小龍菲律賓　林雅倩譯　220 元
3. 中國的危機與商機　中江要介著　250 元
4. 在印度的成功智慧　山內利男著　220 元
5. 7-ELEVEN 大革命　村上豐道著　200 元

・心 靈 雅 集・電腦編號 00

1. 禪言佛語看人生　松濤弘道著　180 元
2. 禪密教的奧秘　葉逯謙譯　120 元
3. 觀音大法力　田口日勝著　120 元
4. 觀音法力的大功德　田口日勝著　120 元
5. 達摩禪 106 智慧　劉華亭編譯　220 元
6. 有趣的佛教研究　葉逯謙編譯　170 元
7. 夢的開運法　蕭京凌譯　130 元
8. 禪學智慧　柯素娥編譯　130 元
9. 女性佛教入門　許俐萍譯　110 元
10. 佛像小百科　心靈雅集編譯組　130 元
11. 佛教小百科趣談　心靈雅集編譯組　120 元
12. 佛教小百科漫談　心靈雅集編譯組　150 元
13. 佛教知識小百科　心靈雅集編譯組　150 元
14. 佛學名言智慧　松濤弘道著　220 元
15. 釋迦名言智慧　松濤弘道著　220 元
16. 活人禪　平田精耕著　120 元
17. 坐禪入門　柯素娥編譯　150 元

18. 現代禪悟	柯素娥編譯	130 元
19. 道元禪師語錄	心靈雅集編譯組	130 元
20. 佛學經典指南	心靈雅集編譯組	130 元
21. 何謂「生」阿含經	心靈雅集編譯組	150 元
22. 一切皆空　般若心經	心靈雅集編譯組	180 元
23. 超越迷惘　法句經	心靈雅集編譯組	130 元
24. 開拓宇宙觀　華嚴經	心靈雅集編譯組	180 元
25. 真實之道　法華經	心靈雅集編譯組	130 元
26. 自由自在　涅槃經	心靈雅集編譯組	130 元
27. 沈默的教示　維摩經	心靈雅集編譯組	150 元
28. 開通心眼　佛語佛戒	心靈雅集編譯組	130 元
29. 揭秘寶庫　密教經典	心靈雅集編譯組	180 元
30. 坐禪與養生	廖松濤譯	110 元
31. 釋尊十戒	柯素娥編譯	120 元
32. 佛法與神通	劉欣如編著	120 元
33. 悟（正法眼藏的世界）	柯素娥編譯	120 元
34. 只管打坐	劉欣如編著	120 元
35. 喬答摩・佛陀傳	劉欣如編著	120 元
36. 唐玄奘留學記	劉欣如編著	120 元
37. 佛教的人生觀	劉欣如編譯	110 元
38. 無門關(上卷)	心靈雅集編譯組	150 元
39. 無門關(下卷)	心靈雅集編譯組	150 元
40. 業的思想	劉欣如編著	130 元
41. 佛法難學嗎	劉欣如著	140 元
42. 佛法實用嗎	劉欣如著	140 元
43. 佛法殊勝嗎	劉欣如著	140 元
44. 因果報應法則	李常傳編	180 元
45. 佛教醫學的奧秘	劉欣如編著	150 元
46. 紅塵絕唱	海　若著	130 元
47. 佛教生活風情	洪丕謨、姜玉珍著	220 元
48. 行住坐臥有佛法	劉欣如著	160 元
49. 起心動念是佛法	劉欣如著	160 元
50. 四字禪語	曹洞宗青年會	200 元
51. 妙法蓮華經	劉欣如編著	160 元
52. 根本佛教與大乘佛教	葉作森編	180 元
53. 大乘佛經	定方晟著	180 元
54. 須彌山與極樂世界	定方晟著	180 元
55. 阿闍世的悟道	定方晟著	180 元
56. 金剛經的生活智慧	劉欣如著	180 元
57. 佛教與儒教	劉欣如編譯	180 元
58. 佛教史入門	劉欣如編譯	180 元
59. 印度佛教思想史	劉欣如編譯	200 元

・經 營 管 理・電腦編號 01

◎ 創新經營管理六十六大計(精)	蔡弘文編	780 元
1. 如何獲取生意情報	蘇燕謀譯	110 元
2. 經濟常識問答	蘇燕謀譯	130 元
4. 台灣商戰風雲錄	陳中雄著	120 元
5. 推銷大王秘錄	原一平著	180 元
6. 新創意・賺大錢	王家成譯	90 元
7. 工廠管理新手法	琪　輝著	120 元
9. 經營參謀	柯順隆譯	120 元
10. 美國實業 24 小時	柯順隆譯	80 元
11. 撼動人心的推銷法	原一平著	150 元
12. 高竿經營法	蔡弘文編	120 元
13. 如何掌握顧客	柯順隆譯	150 元
17. 一流的管理	蔡弘文編	150 元
18. 外國人看中韓經濟	劉華亭譯	150 元
20. 突破商場人際學	林振輝編著	90 元
22. 如何使女人打開錢包	林振輝編著	100 元
24. 小公司經營策略	王嘉誠著	160 元
25. 成功的會議技巧	鐘文訓編譯	100 元
26. 新時代老闆學	黃柏松編著	100 元
27. 如何創造商場智囊團	林振輝編譯	150 元
28. 十分鐘推銷術	林振輝編譯	180 元
29. 五分鐘育才	黃柏松編譯	100 元
33. 自我經濟學	廖松濤編譯	100 元
34. 一流的經營	陶田生編著	120 元
35. 女性職員管理術	王昭國編譯	120 元
36. ＩＢＭ的人事管理	鐘文訓編譯	150 元
37. 現代電腦常識	王昭國編譯	150 元
38. 電腦管理的危機	鐘文訓編譯	120 元
39. 如何發揮廣告效果	王昭國編譯	150 元
40. 最新管理技巧	王昭國編譯	150 元
41. 一流推銷術	廖松濤編譯	150 元
42. 包裝與促銷技巧	王昭國編譯	130 元
43. 企業王國指揮塔	松下幸之助著	120 元
44. 企業精銳兵團	松下幸之助著	120 元
45. 企業人事管理	松下幸之助著	100 元
46. 華僑經商致富術	廖松濤編譯	130 元
47. 豐田式銷售技巧	廖松濤編譯	180 元
48. 如何掌握銷售技巧	王昭國編著	130 元
50. 洞燭機先的經營	鐘文訓編譯	150 元
52. 新世紀的服務業	鐘文訓編譯	100 元
53. 成功的領導者	廖松濤編譯	120 元

54. 女推銷員成功術	李玉瓊編譯	130 元
55. ＩＢＭ人才培育術	鐘文訓編譯	100 元
56. 企業人自我突破法	黃琪輝編著	150 元
58. 財富開發術	蔡弘文編著	130 元
59. 成功的店舖設計	鐘文訓編著	150 元
61. 企管回春法	蔡弘文編著	130 元
62. 小企業經營指南	鐘文訓編譯	100 元
63. 商場致勝名言	鐘文訓編譯	150 元
64. 迎接商業新時代	廖松濤編譯	100 元
66. 新手股票投資入門	何朝乾編著	200 元
67. 上揚股與下跌股	何朝乾編譯	180 元
68. 股票速成學	何朝乾編譯	200 元
69. 理財與股票投資策略	黃俊豪編著	180 元
70. 黃金投資策略	黃俊豪編著	180 元
71. 厚黑管理學	廖松濤編譯	180 元
72. 股市致勝格言	呂梅莎編譯	180 元
73. 透視西武集團	林谷燁編譯	150 元
76. 巡迴行銷術	陳蒼杰譯	150 元
77. 推銷的魔術	王嘉誠譯	120 元
78. 60 秒指導部屬	周蓮芬編譯	150 元
79. 精銳女推銷員特訓	李玉瓊編譯	130 元
80. 企劃、提案、報告圖表的技巧	鄭汶譯	180 元
81. 海外不動產投資	許達守編譯	150 元
82. 八百伴的世界策略	李玉瓊譯	150 元
83. 服務業品質管理	吳宜芬譯	180 元
84. 零庫存銷售	黃東謙編譯	150 元
85. 三分鐘推銷管理	劉名揚編譯	150 元
86. 推銷大王奮鬥史	原一平著	150 元
87. 豐田汽車的生產管理	林谷燁編譯	150 元

·成　功　寶　庫· 電腦編號 02

1. 上班族交際術	江森滋著	100 元
2. 拍馬屁訣竅	廖玉山編譯	110 元
4. 聽話的藝術	歐陽輝編譯	110 元
9. 求職轉業成功術	陳義編著	110 元
10. 上班族禮儀	廖玉山編著	120 元
11. 接近心理學	李玉瓊編著	100 元
12. 創造自信的新人生	廖松濤編著	120 元
15. 神奇瞬間瞑想法	廖松濤編譯	100 元
16. 人生成功之鑰	楊意苓編著	150 元
19. 給企業人的諍言	鐘文訓編著	120 元
20. 企業家自律訓練法	陳義編譯	100 元
21. 上班族妖怪學	廖松濤編著	100 元

22. 猶太人縱橫世界的奇蹟	孟佑政編著	110元
25. 你是上班族中強者	嚴思圖編著	100元
30. 成功頓悟 100 則	蕭京凌編譯	130元
32. 知性幽默	李玉瓊編譯	130元
33. 熟記對方絕招	黃靜香編譯	100元
37. 察言觀色的技巧	劉華亭編著	180元
38. 一流領導力	施義彥編譯	120元
40. 30 秒鐘推銷術	廖松濤編譯	150元
41. 猶太成功商法	周蓮芬編譯	120元
42. 尖端時代行銷策略	陳蒼杰編著	100元
43. 顧客管理學	廖松濤編著	100元
44. 如何使對方說 Yes	程羲編著	150元
47. 上班族口才學	楊鴻儒譯	120元
48. 上班族新鮮人須知	程羲編著	120元
49. 如何左右逢源	程羲編著	130元
50. 語言的心理戰	多湖輝著	130元
55. 性惡企業管理學	陳蒼杰譯	130元
56. 自我啟發 200 招	楊鴻儒編著	150元
57. 做個傑出女職員	劉名揚編著	130元
58. 靈活的集團營運術	楊鴻儒編著	120元
60. 個案研究活用法	楊鴻儒編著	130元
61. 企業教育訓練遊戲	楊鴻儒編著	120元
62. 管理者的智慧	程義編譯	130元
63. 做個佼佼管理者	馬筱莉編譯	130元
67. 活用禪學於企業	柯素娥編譯	130元
69. 幽默詭辯術	廖玉山編譯	150元
70. 拿破崙智慧箴言	柯素娥編譯	130元
71. 自我培育・超越	蕭京凌編譯	150元
74. 時間即一切	沈永嘉編譯	130元
75. 自我脫胎換骨	柯素娥譯	150元
76. 贏在起跑點　人才培育鐵則	楊鴻儒編譯	150元
77. 做一枚活棋	李玉瓊編譯	130元
78. 面試成功戰略	柯素娥編譯	130元
81. 瞬間攻破心防法	廖玉山編譯	120元
82. 改變一生的名言	李玉瓊編譯	130元
83. 性格性向創前程	楊鴻儒編譯	130元
84. 訪問行銷新竅門	廖玉山編譯	150元
85. 無所不達的推銷話術	李玉瓊編譯	150元

・處　世　智　慧・電腦編號 03

1. 如何改變你自己	陸明編譯	120元
6. 靈感成功術	譚繼山編譯	80元
8. 扭轉一生的五分鐘	黃柏松編譯	100元

國家圖書館出版品預行編目資料

家常科學膳食／大塚滋監著，杜秀卿編譯
－初版－臺北市，大展，民 87
面；21 公分－（家庭醫學保健；34）
譯自：クスリになる食べもの
ISBN 957-557-840-4（平裝）
1. 藥膳 2. 食譜
418.91 87009063

家常科學膳食

ISBN 957-557-840-4

監 著 者／大 塚 滋
編 譯 者／杜 秀 卿
發 行 人／蔡 森 明
出 版 者／大展出版社有限公司
社 址／台北市北投區（石牌）致遠一路 2 段 12 巷 1 號
電 話／(02) 28236031・28236033
傳 真／(02) 28272069
郵政劃撥／0166955—1
登 記 證／局版臺業字第 2171 號
承 印 者／國順圖書印刷公司
裝 訂／嶸興裝訂有限公司
排 版 者／千兵企業有限公司
電 話／(02) 28812643
初版 1 刷／1998 年（民 87 年）7 月

定 價／220 元

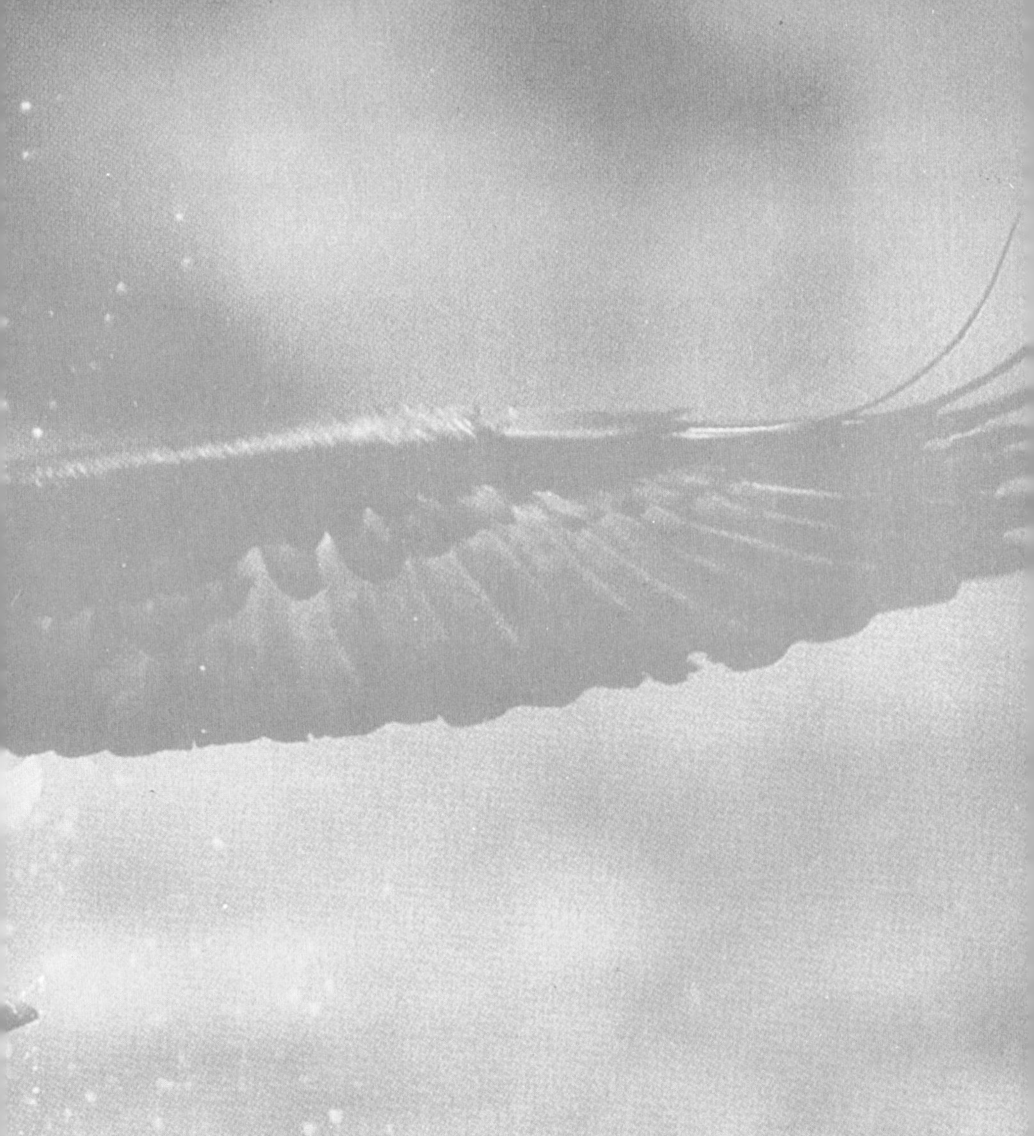

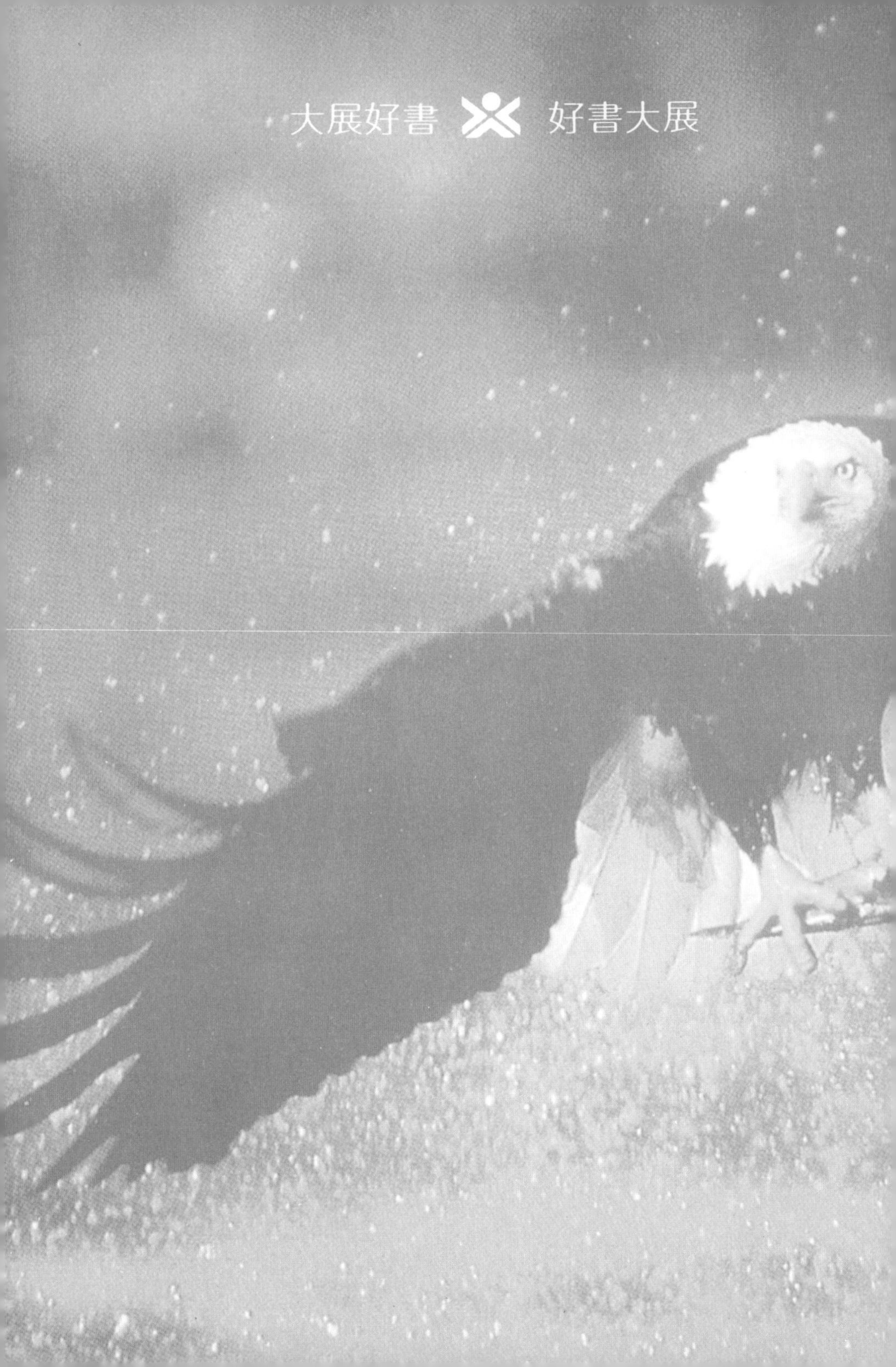
大展好書 好書大展